图说食物热量与运动健康

TUSHUO SHIWU RELIANG YU YUNDONG JIANKANG

沙怡梅　编著

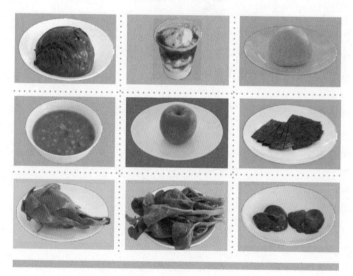

中国科学技术出版社

·北　京·

图书在版编目（CIP）数据

图说食物热量与运动健康/沙怡梅编著. —北京：中国科学技术出版社，2013.2

ISBN 978-7-5046-6300-9

Ⅰ.①图… Ⅱ.①沙… Ⅲ.①食品营养—图解②健身—运动—图解

Ⅳ.①R151.3-64 ②R161.1-64

中国版本图书馆CIP数据核字（2013）第028263号

选题策划	许 英	
责任编辑	许 英	王 菡
封面设计	李 丽	
责任校对	孟华英	
责任印制	王 沛	

出 版	中国科学技术出版社	
发 行	科学普及出版社发行部	
地 址	北京市海淀区中关村南大街16号	
邮 编	100081	
发行电话	010-62173865	
传 真	010-62179148	
网 址	http://www.cspbooks.com.cn	

开 本	787mm×960mm 1/16	
字 数	60千字	
印 张	11.25	
印 数	1—5000册	
版 次	2013年4月第1版	
印 次	2013年4月第1次印刷	
印 刷	北京九歌天成彩色印刷有限公司	

书 号	ISBN 978-7-5046-6300-9/R·1653	
定 价	38.00元	

前　言

　　当我们在进行营养调查及营养知识宣传时，常常遇到一些人们表示对食品营养问题感到困惑：他们在生活中渴望通过平衡膳食拥有健康的生活方式，保持理想的体重，但又对普通食物所含的能量与营养成分不清楚，对不同运动的能量消耗情况不了解，甚至对如何估算出食物重量不熟悉。譬如，人们常问"一根油条有多少能量？我要运动多长时间才能消耗掉这些能量？诸多食品每天吃多少为好？膳食指南中建议我们每周进食50克坚果，这是多少？"等食品营养知识。总之，人们迫切期望了解食物"量"的概念，对生活中如何实现平衡膳食，如何通过健康运动消耗多余的能量非常感兴趣，他们期望通过了解这些食品营养知识，使自己步入营养健康的饮食世界，做到"吃动两平衡"。

　　《图说食物热量与运动健康》正是针对上述食品营养的疑问与困惑而撰写的，书中提出了一系列科学的定量答案，及简捷易学的平衡膳食与健康运动的方法、技巧。

　　书中还收录了300余种常见食物，并根据居民日常饮食食物消耗量和中国营养学会推荐的《中国居民膳食指南》中食物的推荐量，在市场上逐一购买食物（中等大小），而后称重、拍照（以提供视觉影像），然后根据杨月欣主编的《食物成分表2002，2004》计算出该食物的能量、营养素含量，进而根据卫生部疾病预防控制局推荐的《中国成人身体活动指南》计算出消耗该食物能量所需的运动时间。为帮助人们达到能量摄入平衡，我们还逐一给出了各食物相当于多少碗米饭 (100克米饭为一碗) 的能量，例如一根100克的油条相当于3.3碗米饭的能量。

　　如果人们能够熟练地运用图谱到实际工作生活中，这将大大提高营养调查的准确性和合理膳食健康知识的传播效果。本图谱既可以帮助大家随时随地估算和测量自己的膳食摄入是否合理，又为营养调查人员提供了估算的依据，还为临床医生提出膳食平衡为医嘱提供了参照，尤其对营养调查员、糖尿病患者和减肥者特别方便。

　　本书系作者根据自己多年从事营养与食品安全专业的理论研究成果与实践经验而写成的。书中以准确的数据告诉人们每类食物每日建议吃多少，以达到化解人们心中的困惑，让我们远离不健康的吃法，帮助您正确地掌握营养与食品安全知识，提高健康意识，引导您建立健康的生活方式，此外书中特别添加了一些营养小常识，其内容通俗易懂，更贴近生活。

　　在本书撰写过程中，北京疾病预防控制中心的赵耀、张正、滕仁明、喻颖杰、北京大学医学部的李可基、倪婧等老师给予了热情的帮助，在此表示由衷的谢意。

沙怡梅

2012年10月8日

图谱的使用说明

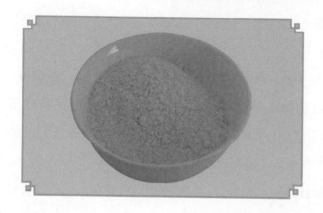

面粉	100g
能量	350kcal
蛋白质	10.3g
脂肪	1.1g
碳水化合物	75.2g
钠	2.7mg
膳食纤维	0.6g
能量相当于米饭	3碗
消耗以上能量所需运动时间	
中速步行	111分钟
千步当量数	11

一、图谱数据释义

1 食物名称及重量: 本图谱中的各种食物, 若图片上带皮或者带核, 则给出的重量也包含皮、核在内; 若不带皮或者核, 则属于全部可食用的重量。此重量为拍摄图片同时称量记录所得, 不包括容器 (碗、盘、杯等) 重量。

2 能量: 是维持生命活动必需的物质, 来自食物中的碳水化合物、蛋白质和脂肪。人体摄入能量过少和过多都会对健康造成不利影响, 能量摄入应该与消耗达成平衡。成年男性轻体力劳动者每日所需能量约为2400千卡 (kcal) , 成年女性轻体力劳动者每日所需能量约为2100千卡。

3 蛋白质: 是构成人体的重要物质、人体各种重要生命活性物质的主要组分, 能够提高自身免疫力, 可供给能量。成年男性轻体力劳动者每日所需蛋白质约为75克, 成年女性轻体力劳动者每日所需蛋白质约为65克。

I

4 脂肪: 除给人体提供能量外, 还可改善食物的色、香、味、形, 增加饱腹感, 并提供必需脂肪酸, 并促进脂溶性维生素的吸收。成人脂肪摄入量应占摄入总能量的20%~30%。

5 碳水化合物: 作为主要的能量营养素, 并提供膳食纤维, 后者有增强肠道功能、控制体重、降低血糖和胆固醇的作用。成人碳水化合物摄入量应占摄入总能量的60%~70%。

6 钠: 是人体内不可缺少的一种化学元素, 可以调节人体水分, 增强神经肌肉的兴奋性, 维持酸碱平衡和血压正常。目前《中国居民膳食指南》中建议成人每日摄入钠不要超过2200毫克。钠是食盐的主要成分摄入过多的钠, 可造成血压升高, 发生心脑血管意外的风险大大增加。

7 膳食纤维: 具有预防便秘、血脂异常、糖尿病的作用。建议成人每日摄入膳食纤维25~30克。

8 维生素A: 为脂溶性维生素, 预防夜盲症、视力减退, 可保持皮肤和黏膜的正常, 增强免疫功能。成年男性每日维生素A推荐摄入量为800μgRE, 成年女性每日维生素A推荐摄入量为700μgRE, 成人每日可耐受最高摄入量为3000μgRE。

9 维生素C: 为水溶性维生素, 是很强的抗氧化剂, 可促进伤口愈合, 协助脂肪分解, 促进铁、钙和叶酸的吸收。成年每日维生素C推荐摄入量为100毫克。

10 维生素E: 为脂溶性维生素, 抗氧化预防衰老, 并与机体的免疫、神经、血管、生殖等许多系统的功能维持密切相关。成年每日维生素E适宜摄入量为14毫克总生育酚。

图谱中的数据是在食物称重后, 根据杨月欣主编的《食物成分表2002, 2004》计算出该食物的能量、营养素含量, 进而根据卫生部疾病预防控制局推荐的《中国成人身体活动指南》计算出消耗该食物能量所需的运动时间。图谱中"–"的含义为:

不含有、未测定、未检出。

二、能量相当于米饭

为了方便读者了解自己食用的食物可提供多少能量，我们将每种食物的能量与一碗100克大米饭的能量 (116千克) 比较，折算出"能量相当于米饭 (碗)"的数据。

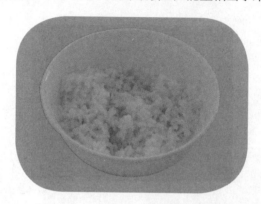

三、运动耗能

为了方便读者了解自己摄入的能量如何通过运动消耗，我们分别将每种食物的能量换算为消耗以上能量所需运动时间：中速步行 (中速以4千米/小时的速度步行，大约10分钟走1000步) 所需时间，千步当量根据体重转换为能量消耗，60千克体重的人从事1个千步当量的活动，约耗能31.5千卡，相当于人们中等速度 (4千米/小时) 步行10分钟 (约1000步)。

四、营养素参考摄入量

在评估自己是否合理摄入各种营养素以满足生理需要时，我们可以参考"中国居民膳食营养素参考摄入量"（即DRIs）的数值（即2000年5月24日中国营养学会第四届常务理事会第五次会议通过），这是一组每日平均膳食营养摄入量的参考值，包括4项内容: 平均需要量 (EAR)、推荐摄入量 (RNI)、适宜摄入量 (AI)、可耐受最高摄入量 (UL)。本图谱中涉及的营养素参考摄入量如下: 成年人每日推荐摄入量AI钙为800毫克, 铁为15毫克 (男)/20毫克(女), 维生素A 为800微克RE(男)/700微克RE (女), 维生素E为 14毫克, 维生素C为 100毫克, 读者可根据实际情况对各营养素膳食摄入量进行估计, 以达到平衡膳食的目的。

五、容　器

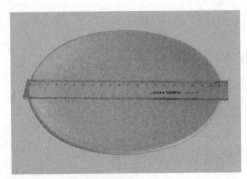

图1　瓷盘直径21厘米

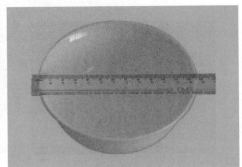

图2　碗直径12.5厘米

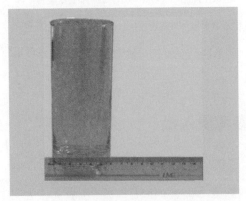

图3a　果汁玻璃杯直径5.5厘米、
　　　内径高12.5厘米

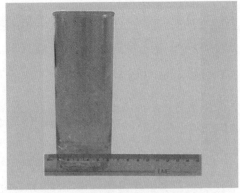

图3b　啤酒玻璃杯直径5.5厘米、
　　　内径高13.8厘米

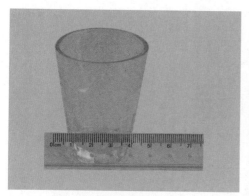

图4a　白酒杯直径4厘米

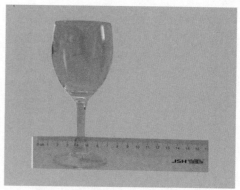

图4b　葡萄酒杯直径5.5厘米、
内径高7厘米

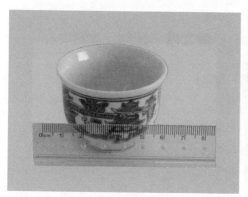

图4c　黄酒杯直径5厘米

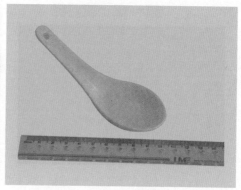

图5a　瓷勺容积15毫升

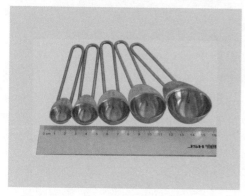

图5b　量勺从左至右容积依次为
1.25毫升、2.5毫升、5 毫升、
10毫升、15毫升

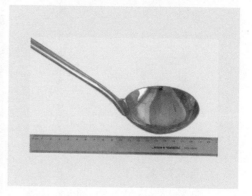

图5c　炒勺直径9厘米、容积85毫升

目 录

第四章 蔬菜类

第五章 菌藻类

第一章 粮谷类

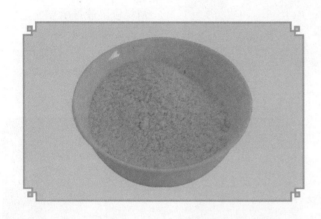

面粉	100g
能量	350kcal
蛋白质	10.3g
脂肪	1.1g
碳水化合物	75.2g
钠	2.7mg
膳食纤维	0.6g
能量相当于米饭	3碗
消耗以上能量所需运动时间	
中速步行	111分钟
千步当量数	11

挂面	50g
能量	173.5kcal
蛋白质	4.8g
脂肪	0.3g
碳水化合物	38g
钠	55.3mg
膳食纤维	0.2g
能量相当于米饭	1.5碗
消耗以上能量所需运动时间	
中速步行	55分钟
千步当量数	6

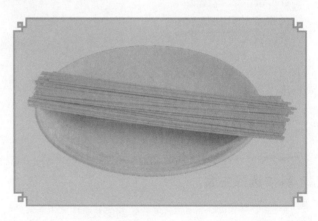

科学选择主食

　　中国居民膳食指南上建议粮谷类食品每人每天的摄入量为250～400克（5～8两），并提出谷类为主，粗细搭配的要求。建议摄入量是一个均值，不同年龄不同体力劳动强度建议摄入量是不同的，如不参加劳动的老年人可摄入谷类250克，重体力劳动者（如搬运工人、农田劳动者等）可摄入谷类400克。一般来说能量需要不同，谷类食物的摄入量也不尽相同。

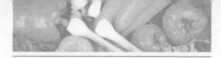

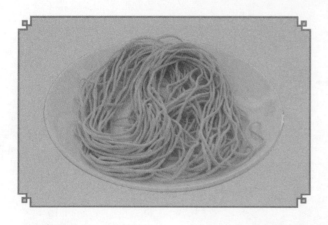

面条（切面）	100g
能量	272kcal
蛋白质	8.9g
脂肪	0.4g
碳水化合物	60.7g
钠	11.5mg
膳食纤维	2.4g
能量相当于米饭	2.3碗
消耗以上能量所需运动时间	
中速步行	86分钟
千步当量数	9

面条（煮）	260g
能量	270.4kcal
蛋白质	10.1g
脂肪	1g
碳水化合物	59.3g
钠	69.9mg
膳食纤维	4.4g
能量相当于米饭	2.3碗
消耗以上能量所需运动时间	
中速步行	86分钟
千步当量数	9

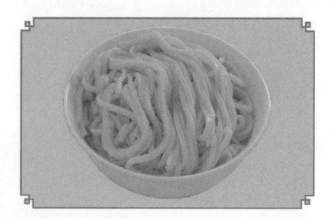

科学选择主食

主食制作过程宜尽量简单化，食用普通传统方式制作的主食，如：能量相当于米饭、馒头、面条等；不宜添加过多的油、盐、糖等。不要长期以方便食品和洋快餐为主食，这样易造成营养结构不均衡和油、盐等摄入过量。

主食食用尽量做到粗细搭配，可适当增加全谷类食物和粗粮杂粮的摄入。

主食要每天保证一定的摄入量，不要进入"只吃菜不吃饭"的误区，主食吃得过多或过少均不利于人体健康。

花卷	130g
能量	274.3kcal
蛋白质	8.3g
脂肪	1.3g
碳水化合物	59.3g
钠	123.5mg
膳食纤维	2g
能量相当于米饭	2.4碗
消耗以上能量所需运动时间	
中速步行	87分钟
千步当量数	9

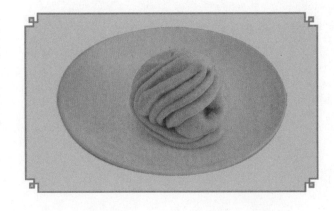

馒头	150g
能量	312kcal
蛋白质	9.3g
脂肪	1.8g
碳水化合物	66.3g
钠	247.5g
膳食纤维	1.5g
能量相当于米饭	2.7碗
消耗以上能量所需运动时间	
中速步行	99分钟
千步当量数	10

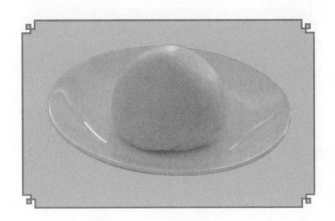

　　随着营养知识的宣传教育普及，人们开始认识到吃粗粮的好处，并经常购买一些粗粮。但有些人会走到了另一个极端，为了养生保健每天只吃粗粮不吃细粮，这样是不利于健康的。粗粮的外皮较粗糙坚硬，含膳食纤维含量较高，不利于人体消化吸收利用。科学饮食要粗粮、细粮相互搭配，以细粮为主，辅助食用一些粗粮作补充。因此，膳食指南建议人们每天最好进食粗粮、杂粮和全谷类食物50~100克。

粗粮不是
吃得越多
越好

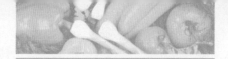

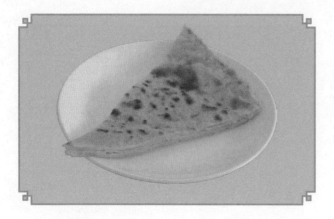

烙饼	150g
能量	382.5kcal
蛋白质	11.3g
脂肪	3.5g
碳水化合物	79.4g
钠	224mg
膳食纤维	2.9g
能量相当于米饭	3.3碗
消耗以上能量所需运动时间	
中速步行	121分钟
千步当量数	12

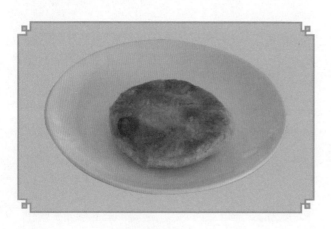

烧饼	120g
能量	351.6kcal
蛋白质	9.6g
脂肪	2.5g
碳水化合物	75.2g
钠	75mg
膳食纤维	2.5g
能量相当于米饭	3碗
消耗以上能量所需运动时间	
中速步行	112分钟
千步当量数	11

煮粥加碱会破坏维生素

我国传统煮粥喜欢煮得又烂又黏，要有一种入口即化的感觉，老人们喜欢在粥中加碱以达到这个效果。但加碱后，粥的营养却打了折扣。大米、小米及玉米糁中含有维生素，如维生素B_1、维生素E等，加碱会将其破坏。维生素B_1又名硫胺素，是一种人体必不可少的水溶性维生素，我们每日的需要量为1~2毫克，如果摄入不足会影响健康，严重缺乏会出现"脚气病"。维生素E又名生育酚，我们每日的需要量为14毫克，其具有抗氧化作用，可以抑制脂肪酸氧化，延缓衰老。因此，煮粥时不要加碱，以免破坏维生素，降低粥的营养价值。

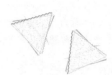

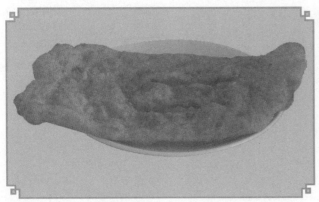

油饼	90g
能量	359.1kcal
蛋白质	7.1g
脂肪	20.6g
碳水化合物	38.2g
钠	515.3mg
膳食纤维	1.8g
能量相当于米饭	3.1碗

消耗以上能量所需
运动时间

中速步行	114分钟
千步当量数	11

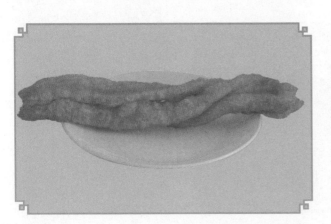

油条	100g
能量	386kcal
蛋白质	6.9g
脂肪	17.6g
碳水化合物	51g
钠	585.2mg
膳食纤维	0.9g
能量相当于米饭	3.3碗

消耗以上能量所需
运动时间

中速步行	123分钟
千步当量数	12

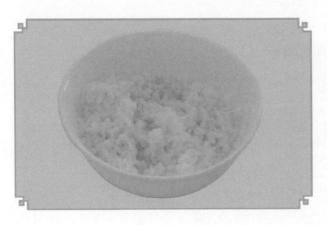

大米饭	100g
能量	116kcal
蛋白质	2.6g
脂肪	0.3g
碳水化合物	25.9g
钠	2.5mg
膳食纤维	0.3g
能量相当于米饭	1碗

消耗以上能量所需
运动时间

中速步行	37分钟
千步当量数	4

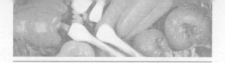

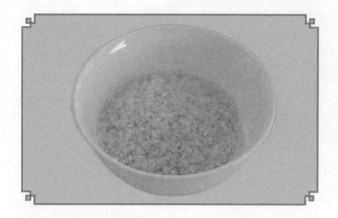

大米	100g
能量	343kcal
蛋白质	7.7g
脂肪	0.6g
碳水化合物	77.4g
钠	2.4mg
膳食纤维	0.6g
能量相当于米饭	3碗
消耗以上能量所需运动时间	
中速步行	109分钟
千步当量数	11

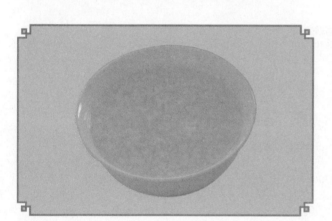

大米粥	250g
能量	115kcal
蛋白质	2.8g
脂肪	0.8g
碳水化合物	24.8g
钠	7mg
膳食纤维	0.3g
能量相当于米饭	1碗
消耗以上能量所需运动时间	
中速步行	37分钟
千步当量数	4

米多洗、多淘好吗?

生活中人们淘米时喜欢反复搓洗，直到淘米水至澄清方觉得米被洗干净了。殊不知，反复搓洗大米，使米的糊粉层被搓掉，尤其是胚芽米会将胚芽搓洗掉，洗掉的营养成分会导致B族维生素及铁、锰、锌等微量元素丢失。因此，洗米时请分清新米与陈米，普通米与胚芽米，新米较干净不必反复搓洗，只要在清水中捞洗一两次，去除灰尘即可。陈米也只需要淘洗三四次，如果发现米变质发霉，请勿食用。胚芽米尤其是标明免洗的米，可以直接蒸煮，更不要过分淘洗。

玉米	285g
能量	139kcal
蛋白质	5.2g
脂肪	1.6g
碳水化合物	29.9g
钠	1.4mg
膳食纤维	3.8g
能量相当于米饭	1.2碗
消耗以上能量所需运动时间	
中速步行	44分钟
千步当量数	4

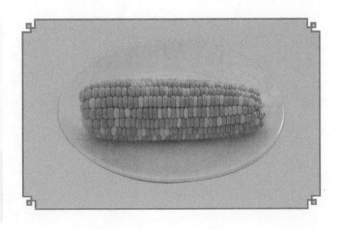

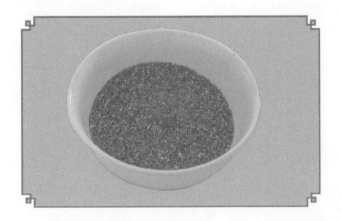

玉米糁	100g
能量	347kcal
蛋白质	7.9g
脂肪	3g
碳水化合物	75.6g
钠	1.7mg
膳食纤维	3.6g
能量相当于米饭	3碗
消耗以上能量所需运动时间	
中速步行	110分钟
千步当量数	11

主食要粗细搭配

　　随着人们生活水平的提高，生活中的主食从原来加工精度低的粮食（如：标准粉、标准米）与粗粮（如玉米面、小米、高粱米），逐渐变成加工更精细、外观更白的富强粉及加工精度高的大米。由于粮食加工精度的提高，B族维生素、矿物质和膳食纤维的损失率将相应增加，天长日久将导致膳食中这些营养素出现不足。

　　为此我们建议主食要粗细搭配，并且适当多吃一些加工精度低的粮食如：标准粉、标准米及粗粮等。虽然细粮营养成分易被人体吸收且口感好，但加工精度低的粮食与粗粮富含B族维生素、矿物质，并且膳食纤维含量较高，适当多吃，可增加B族维生素、矿物质和膳食纤维的摄入，降低人体因缺乏而导致的风险，有利于减少高血脂，预防便秘、糖尿病等的发生。

　　总之，粗细粮食合理搭配可以提高营养价值，吃好主食，促进健康。

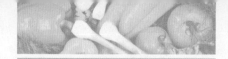

玉米糁粥	250g
能量	86.8kcal
蛋白质	2g
脂肪	0.8g
碳水化合物	18.9g
钠	0.4mg
膳食纤维	0.9g
能量相当于米饭	0.7碗
消耗以上能量所需运动时间	
中速步行	28分钟
千步当量数	3

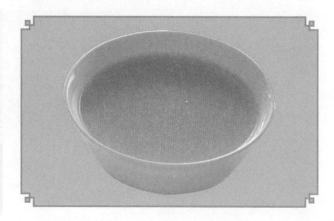

小米	100g
能量	355kcal
蛋白质	8.9g
脂肪	3g
碳水化合物	77.7g
钠	0.6mg
膳食纤维	4.6g
能量相当于米饭	3.1碗
消耗以上能量所需运动时间	
中速步行	113分钟
千步当量数	11

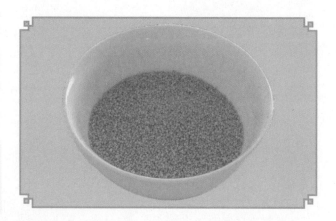

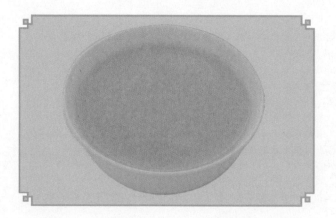

小米粥	260g
能量	119.6kcal
蛋白质	3.6g
脂肪	1.8g
碳水化合物	21.8g
钠	10.7mg
膳食纤维	0
能量相当于米饭	1碗
消耗以上能量所需运动时间	
中速步行	38分钟
千步当量数	4

黑米	100g
能量	333kcal
蛋白质	9.4g
脂肪	2.5g
碳水化合物	72.2g
钠	7.1mg
膳食纤维	3.9g
能量相当于米饭	2.9碗

消耗以上能量所需
运动时间

中速步行	106分钟
千步当量数	11

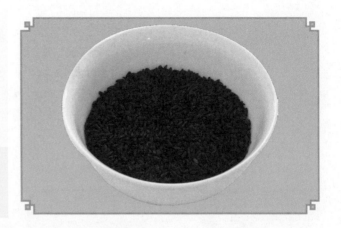

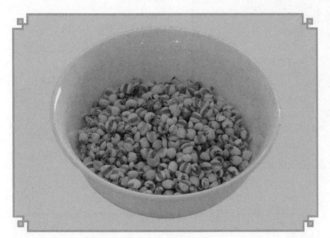

薏米	100g
能量	357kcal
蛋白质	12.8g
脂肪	3.3g
碳水化合物	71.1g
钠	3.6mg
膳食纤维	2g
能量相当于米饭	3.1碗

消耗以上能量所需
运动时间

中速步行	113分钟
千步当量数	11

全麦食品好处多？

全麦食品富含各种维生素、矿物质、抗氧化剂和大量水溶性膳食纤维，可降低胆固醇、调节血压、降低心脑血管疾病发病率。全麦食品指的是没有去掉麸皮的谷物所制作的食品，也就是"粗粮"制品，比起一般的精制面粉颜色深一些，口感也更粗糙。市面上可以买到的全麦食品包括燕麦、大麦、糙米、全麦面包和全麦饼干，是每日早餐的好选择。

第二章　薯类、淀粉

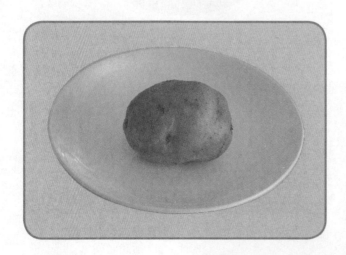

马铃薯	210g
能量	155.9kcal
蛋白质	5.1g
脂肪	0.4g
碳水化合物	35.1g
钠	11.6mg
膳食纤维	2.4g
能量相当于米饭	1.3碗
消耗以上能量所需运动时间	
中速步行	49分钟
千步当量数	5

甘薯	220g
能量	112.9kcal
蛋白质	1.4g
脂肪	0.4g
碳水化合物	30.3g
钠	104.4mg
膳食纤维	4.4g
能量相当于米饭	1碗
消耗以上能量所需运动时间	
中速步行	36分钟
千步当量数	4

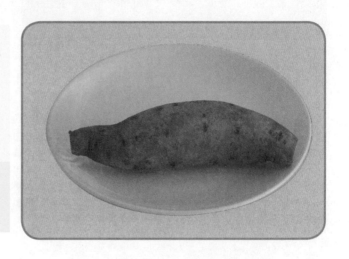

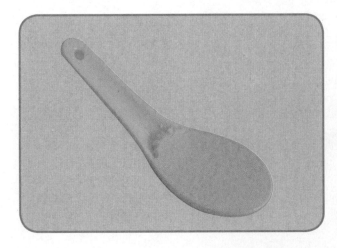

马铃薯粉	7g
能量	23.6kcal
蛋白质	0.5g
脂肪	0
碳水化合物	5.4g
钠	0.3mg
膳食纤维	0.1g
能量相当于米饭	0.2碗
消耗以上能量所需 运动时间	
中速步行	7分钟
千步当量数	1

粉丝	30g
能量	100.5kcal
蛋白质	0.2g
脂肪	0.1g
碳水化合物	25.1g
钠	2.8mg
膳食纤维	0.3g
能量相当于米饭	0.9碗
消耗以上能量所需 运动时间	
中速步行	32分钟
千步当量数	3

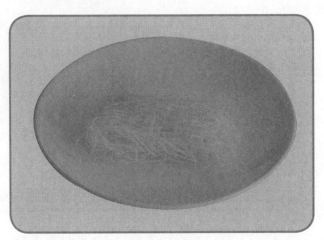

薯类营养好处多，适当掌握量与度

　　薯类食品主要指的是甘薯（红薯）、马铃薯、木薯及芋薯，世界卫生组织评出的最健康食品中，红薯被称为最佳蔬菜。薯类对健康有益。首先，薯类脂肪含量低，含有抗性淀粉，胃内停留时间长，有饱腹感，不易饥饿，常吃可以减肥瘦身；其次，食用薯类食品后，血糖升高缓慢，对于血糖不稳定或高血糖患者食用是很适合的；最后，薯类中含有的抗性淀粉在大肠中被益生菌发酵降解，可增加肠蠕动促进毒素排出，从而达到防治便秘，预防肠癌的效果。

　　薯类的烹调方式最好是蒸、煮、烤，油煎、油炸的方法容易摄入较高的油脂和能量。薯类的摄入量要适当掌握量与度，按照平衡膳食宝塔的建议每周食用薯类5次，每次摄入50~100克为宜。

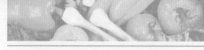

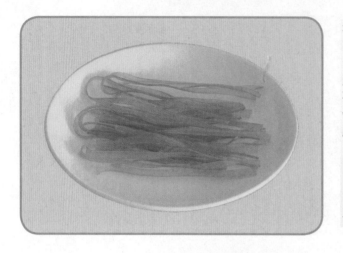

粉条	50g
能量	168.5kcal
蛋白质	0.3g
脂肪	0.1g
碳水化合物	42.1g
钠	4.8mg
膳食纤维	0.3g
能量相当于米饭	1.5碗
消耗以上能量所需运动时间	
中速步行	53分钟
千步当量数	5

不去皮挤出土豆泥

　　洗净土豆后放入锅中用小火煮1小时后放入凉水中降温，再把土豆放入塑料网兜或漏勺中挤压，土豆泥顺着网眼或漏勺挤出来后即可。

 ## 发芽马铃薯不能吃——会引发食物中毒

（1）中毒原因

　　马铃薯发芽的主要原因是由于马铃薯储藏不当，特别是春末夏初易发芽，发芽部分变黑绿色并产生有毒的龙葵碱。马铃薯正常情况下含龙葵碱较少，在储藏过程中逐渐增加，尤其在马铃薯发芽后，其幼芽和芽眼部分的龙葵碱含量激增，烹调时又不能除去或破坏龙葵碱，人食入后可引起中毒。龙葵碱对胃肠道黏膜有较强的刺激作用，对呼吸中枢有麻痹作用，并能引起脑水肿、充血。

（2）预防措施

　　马铃薯应低温储藏，避免阳光照射，防止生芽。不吃生芽过多、黑绿色皮的马铃薯。发芽不多者，食用时要剔除芽及芽基部，去皮后水浸30~60分钟。这种马铃薯不易炒吃，应煮、炖、红烧吃。烹调时加些醋，以破坏残余的毒素。

第三章　干豆类及制品

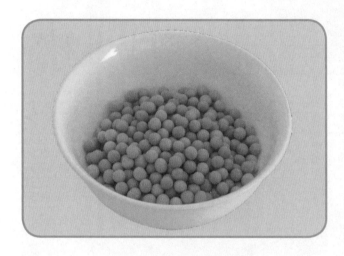

黄豆	100g
能量	359kcal
蛋白质	35g
脂肪	16g
碳水化合物	34.2g
钠	2.2mg
膳食纤维	15.5g
能量相当于米饭	3.1碗
消耗以上能量所需运动时间	
中速步行	114分钟
千步当量数	11

黑豆	100g
能量	381kcal
蛋白质	36g
脂肪	15.9g
碳水化合物	33.6g
钠	3mg
膳食纤维	10.2g
能量相当于米饭	3.3碗
消耗以上能量所需运动时间	
中速步行	121分钟
千步当量数	12

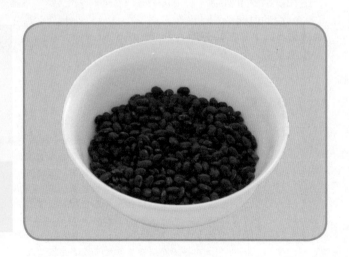

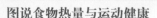

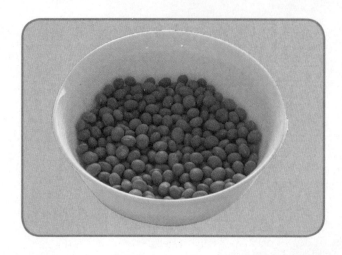

青豆	100g
能量	373kcal
蛋白质	34.5g
脂肪	16g
碳水化合物	35.4g
钠	1.8mg
膳食纤维	12.6g
能量相当于米饭	3.2碗
消耗以上能量所需运动时间	
中速步行	118分钟
千步当量数	12

芸豆	100g
能量	296kcal
蛋白质	23.4g
脂肪	1.4g
碳水化合物	57.2g
钠	0
膳食纤维	9.8g
能量相当于米饭	2.6碗
消耗以上能量所需运动时间	
中速步行	94分钟
千步当量数	9

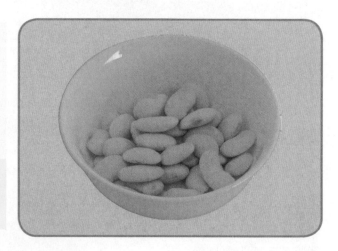

豆类的营养价值

　　生活中食用豆类包括大豆（黄豆、黑豆和青豆）、豌豆、蚕豆、绿豆、小豆、芸豆等。豆类的蛋白质含量高，淀粉含量中等，含有丰富的矿物质和维生素，营养价值较高。豆类中蛋白质含量在20％～40％，明显高于大米和面粉中蛋白质的含量。豆类蛋白质组成中赖氨酸的含量较高，而大米面粉蛋白质组成中赖氨酸的含量偏低，因此豆类和大米面粉中的蛋白质可以形成互补。豆类供能与米面相当，100克豆类可提供热能340千卡。但大豆中还含有胰蛋白酶抑制剂、血细胞凝集素、胀气因子等物质，如加工不当，食用后会产生不良的生理反应。

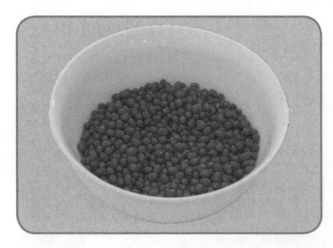

绿豆	100g
能量	316kcal
蛋白质	21.6g
脂肪	0.8g
碳水化合物	62g
钠	3.2mg
膳食纤维	6.4g
能量相当于米饭	2.7碗
消耗以上能量所需运动时间	
中速步行	100分钟
千步当量数	10

赤小豆	100g
能量	309kcal
蛋白质	20.2g
脂肪	0.6g
碳水化合物	63.4g
钠	2.2mg
膳食纤维	7.7g
能量相当于米饭	2.7碗
消耗以上能量所需运动时间	
中速步行	98分钟
千步当量数	10

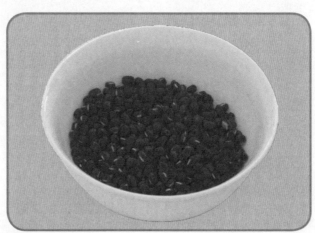

豆腐的益处多，但食用也要适量

　　豆腐物美价廉，是我国传统食品。豆腐含有不饱和脂肪酸、大豆磷脂，可以减少血液中的胆固醇，预防动脉硬化、高血压和心脏病；能软化血管，降低血压；急慢性肝炎、肝硬化患者吃一些高蛋白的富含磷脂的豆腐很有益处。其中含有的生物活性物质大豆异黄酮被称为植物雌激素，有降血压、抗动脉硬化、抗肿瘤、抗骨质疏松等作用。

　　豆腐虽然有营养又好吃，但也要适量。豆腐中含有丰富的蛋白质，若一次食用豆腐过多，不仅可以阻碍铁的吸收，还会造成体内含氮废物的增多，加重肾脏代谢的负担，对身体健康不利。豆腐中含嘌呤比较多，血尿酸偏高的患者和痛风病患者忌食用嘌呤高的食物，因此建议血尿酸偏高的患者和痛风病患者谨慎食用豆腐。

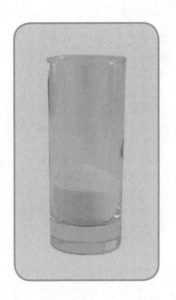

豆浆粉	30
能量	126.6kcal
蛋白质	5.9g
脂肪	2.8g
碳水化合物	20
钠	7.9mg
膳食纤维	0.7g
能量相当于米饭	1.1碗
消耗以上能量所需 运动时间	
中速步行	40分钟
千步当量数	4

煮豆浆的小窍门

豆浆加热到一定程度时会出现小泡沫，此时豆浆温度在70～80℃，豆浆还未完全煮熟，其中还含有蛋白酶抑制剂，饮用易造成食物中毒。因此，要继续加热至泡沫消失，此时豆浆温度可达100℃，再继续加热5分钟左右方可饮用。注意，当豆浆煮制的量大或较稠时，为使其受热均匀，要不停地搅动，防止烧煳锅底。

不宜喝豆浆的人群

豆浆中含有低聚糖，会引起嗝气、腹胀等症状，胃溃疡患者不宜；豆类中的草酸与肾中的钙结合，易形成结石，会加重肾结石症状，故肾结石患者不宜饮用；黄豆中富含嘌呤，痛风是由嘌呤代谢障碍所致疾病，痛风病患者不宜饮用。

豆浆	200g
能量	28kcal
蛋白质	3.6g
脂肪	1.4g
碳水化合物	2.2g
钠	6mg
膳食纤维	2.2g
能量相当于米饭	0.2碗
消耗以上能量所需 运动时间	
中速步行	9分钟
千步当量数	1

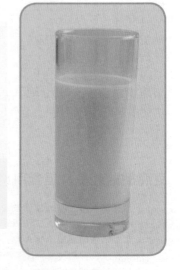

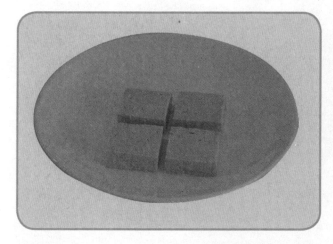

豆腐（北）	90g
能量	88.2kcal
蛋白质	11g
脂肪	4.3g
碳水化合物	1.8g
钠	6.6mg
膳食纤维	0.5g
能量相当于米饭	0.8碗
消耗以上能量所需运动时间	
中速步行	28分钟
千步当量数	3

豆腐(南)	50g
能量	28.5kcal
蛋白质	3.1g
脂肪	1.3g
碳水化合物	1.3g
钠	1.6mg
膳食纤维	0.1g
能量相当于米饭	0.2碗
消耗以上能量所需运动时间	
中速步行	9分钟
千步当量数	1

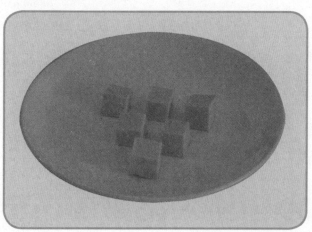

北豆腐、南豆腐、内酯豆腐的不同

　　北豆腐又称老豆腐、硬豆腐，指用盐卤作为凝固剂制成的豆腐。北豆腐的硬度、弹性、韧性较南豆腐强，含水量较南豆腐低，一般在80%～85%之间，口味较南豆腐香，有特别的卤水味，适合制作冻豆腐、炖煮类。从营养价值角度讲，北豆腐的营养价值最高，其含有蛋白质、脂肪、膳食纤维、钙等营养物质均高于其他两种豆腐。

　　南豆腐又称嫩豆腐、软豆腐，指用石膏做凝固剂制成的豆腐，其质地细嫩，有弹性，含水量在85%～90%，适合制作汤类、滑炒类。从营养价值角度讲，南豆腐的营养价值位居第二，含有蛋白质、脂肪等营养物质约为北豆腐的一半。

　　内酯豆腐指用葡萄糖-δ-内酯做凝固剂制成的豆腐，开始由美国、日本生产，现我国也有生产，其口感细腻嫩滑，有弹性，清洁卫生，储存期长，适合制作汤类、滑炒类。内酯豆腐的蛋白质、脂肪等营养物质不到北豆腐的一半，钙含量仅为北豆腐的1/8。

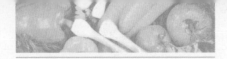

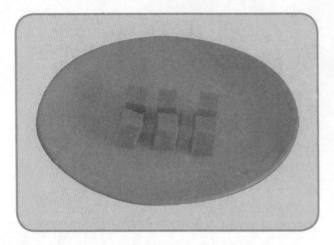

豆腐(内酯)	50g
能量	24.5kcal
蛋白质	2.5g
脂肪	1g
碳水化合物	1.7g
钠	3.2mg
膳食纤维	0.2g
能量相当于米饭	0.2碗

消耗以上能量所需
运动时间

中速步行	8分钟
千步当量数	1

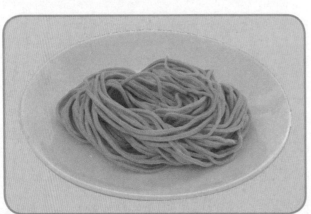

豆腐丝	150g
能量	301.5kcal
蛋白质	32.3g
脂肪	15.8g
碳水化合物	9.3g
钠	30.9mg
膳食纤维	1.7g
能量相当于米饭	2.6碗

消耗以上能量所需
运动时间

中速步行	96分钟
千步当量数	10

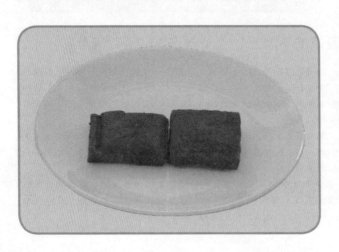

豆腐干	100g
能量	153kcal
蛋白质	15.8g
脂肪	6.2g
碳水化合物	8.8g
钠	232.7mg
膳食纤维	0.3g
能量相当于米饭	1.3碗

消耗以上能量所需
运动时间

中速步行	49分钟
千步当量数	5

素什锦	50g
能量	86.5kcal
蛋白质	7g
脂肪	5.1g
碳水化合物	4.2g
钠	237.6mg
膳食纤维	1g
能量相当于米饭	0.7碗

消耗以上能量所需
运动时间

中速步行	27分钟
千步当量数	3

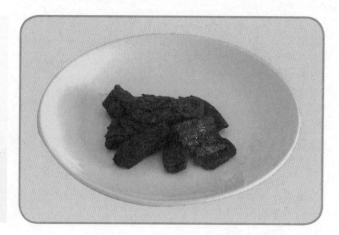

喝豆浆的正确方法

　　豆浆虽好，但也要注意把握饮用量和豆浆的浓度。膳食指南上建议每人每天食用大豆30~50克，按一斤大豆，10斤水计算，30~50克大豆合1~2杯豆浆，如果一次饮用过多豆浆，或用豆浆当水喝，也会摄入过多的能量和脂肪，造成体重增加。

　　有时人们在家中自制豆浆喜欢加一些果仁，如：核桃、花生等，认为既养生又美味，但请注意一定要以豆类（黄豆、青豆、黑豆等）为主，干果、坚果（花生、核桃、杏仁等）为辅，因为干果、坚果属于高脂肪类食品。如果用豆类与干果坚果的比例为1：1制成的豆浆，其脂肪含量将是纯豆浆的2倍，所以在家中自制豆浆一定要以豆类为主，干果、坚果为辅，才可以控制豆浆中的总脂肪。

　　家庭自制豆浆存在越浓越好的误区，制作豆浆要一杯干豆加十杯水，这样饮用300毫升豆浆相当于摄入30克大豆。如一杯干豆加五杯水，豆香味会浓浓，但是饮用300毫升豆浆相当于摄入60克大豆，长此以往会造成能量过剩，体重增加，因此豆浆要稀一点好。

　　温馨提示：煮豆浆不要加入鸡蛋，因为鸡蛋清会与豆浆中的抗胰蛋白酶结合，影响消化和吸收的效果。

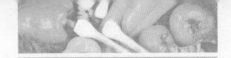

红豆沙	15g
能量	36kcal
蛋白质	0.7g
脂肪	0
碳水化合物	8.6g
钠	39g
膳食纤维	0
能量相当于米饭	0.3碗

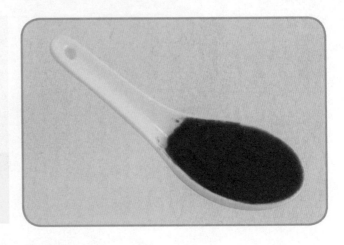

消耗以上能量所需运动时间	
中速步行	11分钟
千步当量数	1

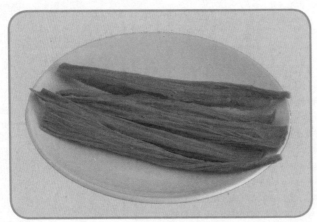

腐竹	50g
能量	229.5kcal
蛋白质	22.3g
脂肪	10.9g
碳水化合物	11.2g
钠	13.3mg
膳食纤维	0.5g
能量相当于米饭	2碗

消耗以上能量所需运动时间	
中速步行	73分钟
千步当量数	7

第四章　蔬菜类

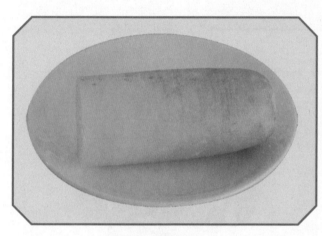

白萝卜	500g
能量	99.8kcal
蛋白质	4.3g
脂肪	0.5g
碳水化合物	23.8g
维生素A	14.3μgRE
维生素C	99.8mg
能量相当于米饭	0.9碗

消耗以上能量所需运动时间	
中速步行	32分钟
千步当量数	3

胡萝卜	170g
能量	60.4kcal
蛋白质	1.6g
脂肪	0.3g
碳水化合物	14.4g
维生素A	1122.8μgRE
维生素C	21.2mg
能量相当于米饭	0.5碗

消耗以上能量所需运动时间	
中速步行	19分钟
千步当量数	2

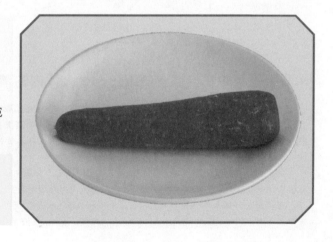

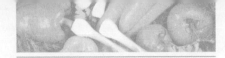

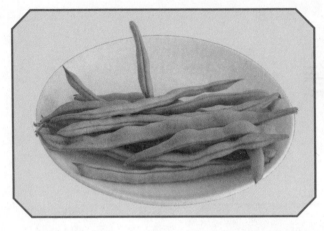

扁豆	150g
能量	50.5kcal
蛋白质	3.7g
脂肪	0.3g
碳水化合物	11.2g
维生素A	34.1μgRE
维生素C	17.7mg
能量相当于米饭	0.4碗

消耗以上能量所需运动时间

中速步行	16分钟
千步当量数	2

豇豆	150g
能量	42.2kcal
蛋白质	4.2g
脂肪	0.4g
碳水化合物	8.6g
维生素A	61.1μgRE
维生素C	27.6mg
能量相当于米饭	0.4碗

消耗以上能量所需运动时间

中速步行	13分钟
千步当量数	1

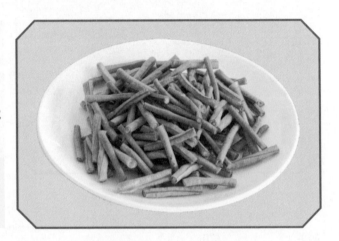

水果、蔬菜中富含膳食纤维——"人体内的清道夫"

　　膳食纤维又被称作"人体内的清道夫"或者腰围的守护者。膳食纤维不能被人体消化吸收，将直接排出体外，它不是营养素，却是人们重要的膳食成分，有着重要的生理作用，可防止便秘、痔疮，预防结肠、直肠癌和糖尿病等。因此，我国建议正常成年人每日摄入膳食纤维25~30克。

　　膳食纤维可分为两种类型：不可溶纤维和可溶纤维。

　　不可溶膳食纤维主要存在于蔬菜中，如芹菜、菜花、青豆、马铃薯以及水果皮、豆类中。不可溶膳食纤维在我们咀嚼时口腔中会有一种粗糙感，是纤维素的作用。

　　可溶膳食纤维主要存在于水果和蔬菜中，如苹果、橘子、胡萝卜以及干豆、燕麦。可溶膳食纤维在烹调煮制时会使食物变得柔软黏稠，是果胶、β－葡聚糖的作用。

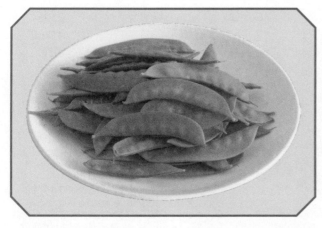

荷兰豆	100g
能量	23.8kcal
蛋白质	2.2g
脂肪	0.3g
碳水化合物	4.3g
维生素A	70.4μgRE
维生素C	14.1mg
能量相当于米饭	0.2碗

消耗以上能量所需运动时间	
中速步行	8分钟
千步当量数	1

毛豆	100g
能量	65.2kcal
蛋白质	6.9g
脂肪	2.7g
碳水化合物	5.6g
维生素A	11.7μgRE
维生素C	14.3mg
能量相当于米饭	0.6碗

消耗以上能量所需运动时间	
中速步行	21分钟
千步当量数	2

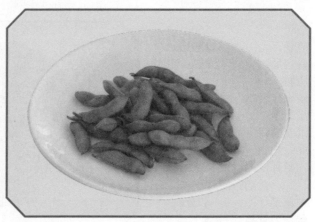

提高膳食纤维摄入的六种方法

①早餐是补充膳食纤维的最好时机，早餐一碗燕麦粥、食用几片全麦面包或全麦小馒头，再增加一些水果，也可提高膳食纤维的摄入。②保证每日至少食用蔬菜300～500克（6两～1斤），水果200～400克（4～8两）。③水果最好带皮吃。以一个中等大小的苹果为例：带皮的整个苹果含有膳食纤维3.7克；不带皮的整个苹果含有膳食纤维2.4克；苹果制成苹果酱含有膳食纤维1.5克；3/4杯苹果汁含有膳食纤维0.2克。因此水果最好带皮吃。④每日饮食中不能用果汁代替水果。通过前面的举例不难看出，果汁中的膳食纤维很少，不能代替水果。⑤每周食用2～3次豆类，豆类是膳食纤维的良好来源，也可增加膳食的种类和风味，何乐而不为呢。⑥焖米饭时，可以加一些红豆或者焖饭时用一半糙米一半粳米混合食用，可增加膳食纤维的摄入。

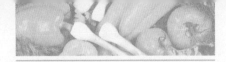

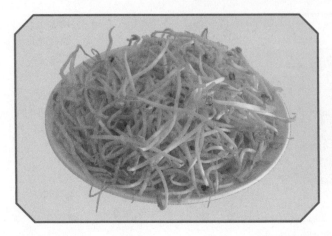

绿豆芽	250g
能量	45kcal
蛋白质	5.3g
脂肪	0.3g
碳水化合物	7.3g
维生素A	7.5μgRE
维生素C	15mg
能量相当于米饭	0.4碗
消耗以上能量所需运动时间	
中速步行	14分钟
千步当量数	1

茄子	560g
能量	149kcal
蛋白质	8.5g
脂肪	1.1g
碳水化合物	35.6g
维生素A	0
维生素C	5.3mg
能量相当于米饭	1.3碗
消耗以上能量所需运动时间	
中速步行	47分钟
千步当量数	5

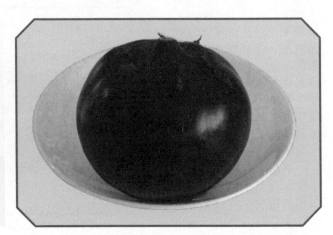

深色蔬菜营养价值高

　　一般来讲深色蔬菜的营养价值高于浅色蔬菜，如红心山芋中所含的胡萝卜素是白心山芋的3~4倍。深色蔬菜是指深绿色、红色、紫红色和橘红色的蔬菜，主要有：菠菜、油菜、空心菜、韭菜、茼蒿、西兰花、西洋菜、芥蓝、莴笋叶、芹菜叶、西红柿、南瓜、胡萝卜、红辣椒、红苋菜、紫甘蓝等。深色蔬菜富含β-胡萝卜素，可转化成维生素A；还含有叶绿素、叶黄素、花青素、番茄红素等色素物质。

第四章 蔬菜类

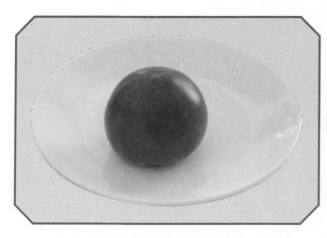

番茄	220g
能量	40.5kcal
蛋白质	1.9g
脂肪	0.4g
碳水化合物	8.5g
维生素A	196.3μgRE
维生素C	40.5mg
能量相当于米饭	0.3碗
消耗以上能量所需运动时间	
中速步行	13分钟
千步当量数	1

蔬菜的营养在那里？

蔬菜含有丰富的水分，能量低，富含各种维生素和矿物质，是胡萝卜素、维生素B$_2$、维生素C、叶酸、膳食纤维、钾、磷、钙、铁的良好来源，还含有多种植物化学物质，如有机硫化合物、植物多糖等成分，具有多种生理功能。

蔬菜种类不同，营养成分也不相同：

叶菜类，如菠菜、大白菜、卷心菜、油菜、苋菜等富含胡萝卜素、维生素B$_2$、维生素C、矿物质、膳食纤维，尤其是其中十字花科蔬菜（如甘蓝、菜花、卷心菜等）含有一种可抑制癌症生长的成分——芳香性异硫氰酸酯，长期食用十字花科蔬菜有一定预防癌症的效果。

根茎类，如萝卜、洋葱、土豆、山药、芋头、百合、笋、葱、姜、蒜等，富含淀粉、矿物质、微量元素。根茎类蔬菜生长过程主要是在土壤中，因此，具有不易被喷洒的农药所污染的优点。

瓜茄类，如茄子、番茄、冬瓜、辣椒、彩椒、南瓜、丝瓜、黄瓜、西葫芦等，其中番茄、辣椒含有丰富的维生素C，南瓜、辣椒等是胡萝卜素的良好来源。

鲜豆类，如四季豆、豇豆、毛豆、扁豆、豌豆等，含有较丰富的蛋白质及钾、锌、钙、铁、硒等。

菌藻类，如香菇、木耳、酵母、紫菜等含有蛋白质、多糖、铁、锌等，海藻中（紫菜、海带）富含碘、维生素B$_{12}$。

每天摄入蔬菜可以防治便秘，减少高血压、心脏病的患病风险。

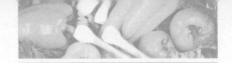

图说食物热量与运动健康

红辣椒	100g
能量	25.6kcal
蛋白质	1g
脂肪	0.3g
碳水化合物	7.1g
维生素A	185.6μgRE
维生素C	115.2mg
能量相当于米饭	0.2碗

消耗以上能量所需运动时间	
中速步行	8分钟
千步当量数	1

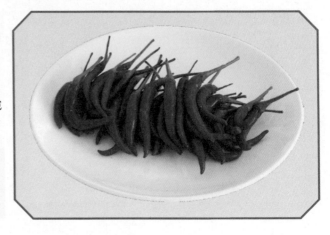

柿子椒	320g
能量	57.7kcal
蛋白质	2.6g
脂肪	0.5g
碳水化合物	14.2g
维生素A	149.6μgRE
维生素C	188.9mg
能量相当于米饭	0.5碗

消耗以上能量所需运动时间	
中速步行	18分钟
千步当量数	2

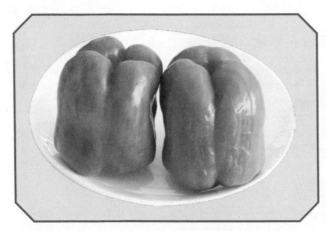

胡萝卜怎么吃更有营养

　　胡萝卜中含有丰富的胡萝卜素，胡萝卜素被人体吸收后可转化为维生素A，而维生素A又是人体不可缺少的维生素。胡萝卜素是脂溶性维生素，只溶解于油脂中。生吃或凉拌胡萝卜时，会有90%的胡萝卜素不能被人体吸收。因此，胡萝卜最好用油和肉一起烹调，如牛肉胡萝卜馅的饺子，胡萝卜素会更易被人体充分吸收。

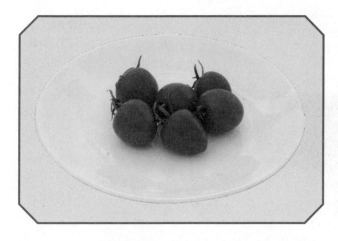

樱桃番茄	129g
能量	27.8kcal
蛋白质	1.3g
脂肪	0.3g
碳水化合物	7.3g
维生素A	69.5μgRE
维生素C	41.7mg
能量相当于米饭	0.2碗

消耗以上能量所需
运动时间

中速步行	9分钟
千步当量数	1

冬瓜	500g
能量	44kcal
蛋白质	1.6g
脂肪	0.8g
碳水化合物	10.4g
维生素A	52μgRE
维生素C	72mg
能量相当于米饭	0.4碗

消耗以上能量所需
运动时间

中速步行	14分钟
千步当量数	1

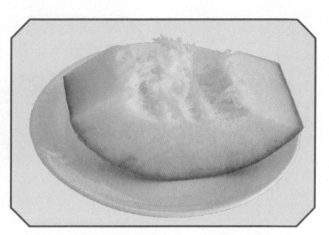

如何挑选豆芽菜

豆芽菜挑选通常分为三步走：

一看，好的豆芽菜为黄色，茎为白色、挺直，色泽鲜艳有光泽，长短均匀，根比较小且有须根，无烂根、烂尖等现象。

二抓，好的豆芽菜脆嫩、挺直，无蔫软现象。

三闻，应有豆芽菜固有的鲜嫩气味，无氨味，无臭鸡蛋味等异味。

鉴别"化肥豆芽"，如出现有氨味或无根须的豆芽菜要小心，有可能是使用了化肥或除草剂催发的豆芽，一定不要购买。

鉴别"保鲜粉豆芽"，如果豆芽菜茎泿粗，能长时间不打蔫，用开水烫一下出现臭鸡蛋味，有可能是用"保鲜粉"处理过的豆芽，也不要购买。

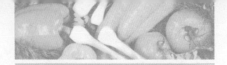

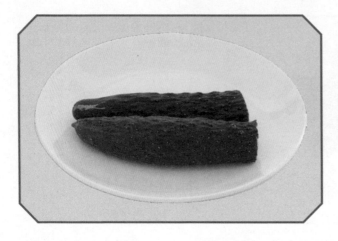

黄瓜	170g
能量	23.5kcal
蛋白质	1.3g
脂肪	0.3g
碳水化合物	4.5g
维生素A	23.5μgRE
维生素C	14.1mg
能量相当于米饭	0.2碗

消耗以上能量所需运动时间

中速步行	7分钟
千步当量数	1

苦瓜	187g
能量	28.8kcal
蛋白质	1.5g
脂肪	0.2g
碳水化合物	7.4g
维生素A	25.7μgRE
维生素C	84.8mg
能量相当于米饭	0.2碗

消耗以上能量所需运动时间

中速步行	9分钟
千步当量数	1

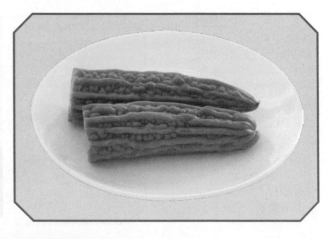

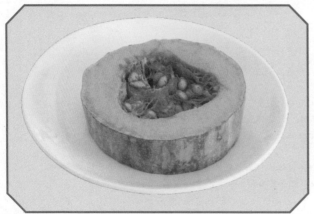

南瓜	300g
能量	56.1kcal
蛋白质	1.8g
脂肪	0.3g
碳水化合物	13.5g
维生素A	377.4μgRE
维生素C	20.4mg
能量相当于米饭	0.5碗

消耗以上能量所需运动时间

中速步行	18分钟
千步当量数	2

丝瓜　　　　　　175g
能量　　　　　　29.1kcal
蛋白质　　　　　1.5g
脂肪　　　　　　0.3g
碳水化合物　　　6.1g
维生素A　　　　21.8μgRE
维生素C　　　　7.3mg
能量相当于米饭　0.3碗
　消耗以上能量所需
　　运动时间
中速步行　　　　9分钟
千步当量数　　　1

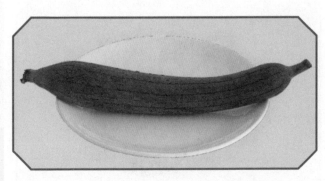

西葫芦　　　　　450g
能量　　　　　　59.1kcal
蛋白质　　　　　2.6g
脂肪　　　　　　0.7g
碳水化合物　　　12.5g
维生素A　　　　16.4μgRE
维生素C　　　　19.7mg
能量相当于米饭　0.5碗
　消耗以上能量所需
　　运动时间
中速步行　　　　19分钟
千步当量数　　　2

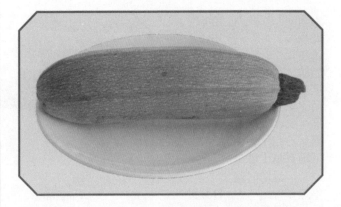

迷你黄瓜　　　　187g
能量　　　　　　20.6kcal
蛋白质　　　　　1.7g
脂肪　　　　　　0.3g
碳水化合物　　　4.3g
维生素A　　　　10.3μgRE
维生素C　　　　0
能量相当于米饭　0.2碗
　消耗以上能量所需
　　运动时间
中速步行　　　　7分钟
千步当量数　　　1

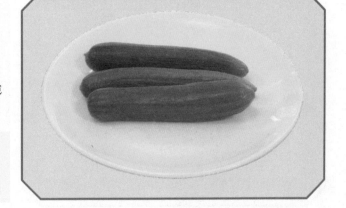

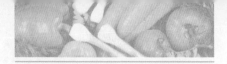

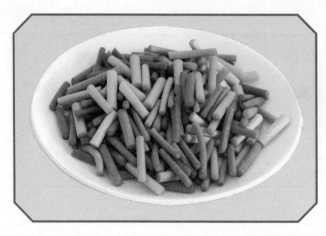

蒜苗	250g
能量	92.5kcal
蛋白质	5.3g
脂肪	1g
碳水化合物	20g
维生素A	117.5μgRE
维生素C	87.5mg
能量相当于米饭	0.8碗

消耗以上能量所需运动时间	
中速步行	29分钟
千步当量数	3

大葱	120g
能量	36kcal
蛋白质	2g
脂肪	0.4g
碳水化合物	7.8g
维生素A	12μgRE
维生素C	20.4mg
能量相当于米饭	0.3碗

消耗以上能量所需运动时间	
中速步行	11分钟
千步当量数	1

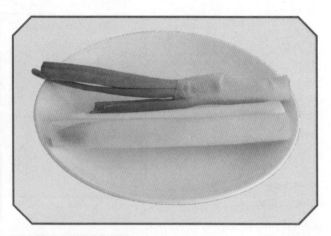

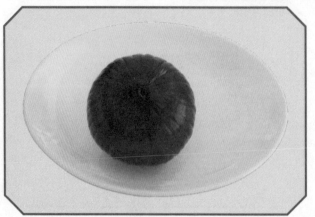

洋葱	230g
能量	80.7kcal
蛋白质	2.3g
脂肪	0.4g
碳水化合物	18.6g
维生素A	6.2μgRE
维生素C	16.6mg
能量相当于米饭	0.7碗

消耗以上能量所需运动时间	
中速步行	26分钟
千步当量数	3

韭菜	50g
能量	11.7kcal
蛋白质	1.1g
脂肪	0.2g
碳水化合物	2.1g
维生素A	105.8μgRE
维生素C	10.8mg
能量相当于米饭	0.1碗

消耗以上能量所需
运动时间

中速步行	4分钟
千步当量数	0

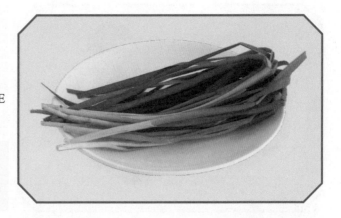

大白菜	500g
能量	74kcal
蛋白质	6.5g
脂肪	0.4g
碳水化合物	13.9g
维生素A	87μgRE
维生素C	134.9mg
能量相当于米饭	0.6碗

消耗以上能量所需
运动时间

中速步行	23分钟
千步当量数	2

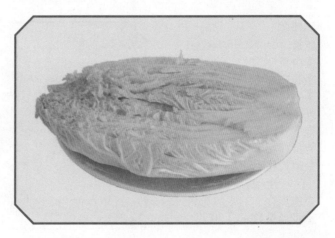

小白菜	100g
能量	12.2kcal
蛋白质	1.2g
脂肪	0.2g
碳水化合物	2.2g
维生素A	226.8μgRE
维生素C	22.7mg
能量相当于米饭	0.1碗

消耗以上能量所需
运动时间

中速步行	4分钟
千步当量数	0

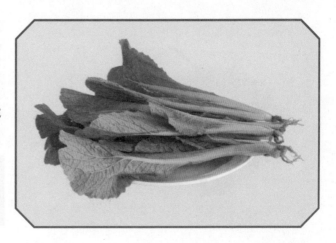

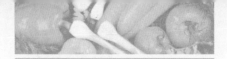

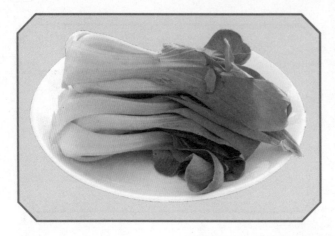

油菜	154g
能量	30.8kcal
蛋白质	2.4g
脂肪	0.7g
碳水化合物	5.1g
维生素A	138μgRE
维生素C	48.2mg
能量相当于米饭	0.3碗

消耗以上能量所需
运动时间

中速步行	10分钟
千步当量数	1

娃娃菜	50g
能量	4kcal
蛋白质	1g
脂肪	0
碳水化合物	1.2g
维生素A	4μgRE
维生素C	6mg
能量相当于米饭	0

消耗以上能量所需
运动时间

中速步行	1分钟
千步当量数	0

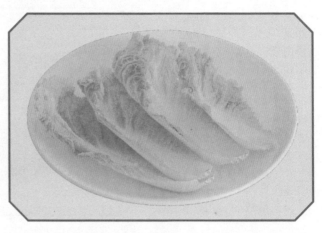

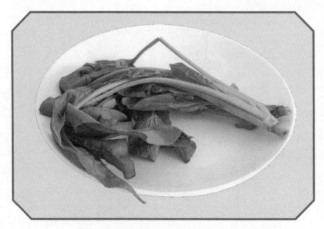

菠菜	60g
能量	12.8kcal
蛋白质	1.4g
脂肪	0.2g
碳水化合物	2.4g
维生素A	260.1μgRE
维生素C	17.1mg
能量相当于米饭	0.1碗

消耗以上能量所需
运动时间

中速步行	4分钟
千步当量数	0

木耳菜	100g
能量	15.2kcal
蛋白质	1.2g
脂肪	0.2g
碳水化合物	3.3g
维生素A	256.1μgRE
维生素C	25.8mg
能量相当于米饭	0.1碗

消耗以上能量所需
运动时间

中速步行	5分钟
千步当量数	0

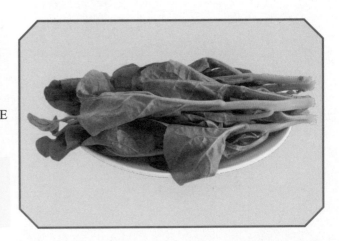

油麦菜	100g
能量	12.2kcal
蛋白质	1.1g
脂肪	0.3g
碳水化合物	1.7g
维生素A	48.6μgRE
维生素C	16.2mg
能量相当于米饭	0.1碗

消耗以上能量所需
运动时间

中速步行	4分钟
千步当量数	0

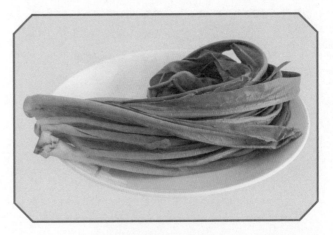

莴笋	100g
能量	14kcal
蛋白质	1g
脂肪	0.1g
碳水化合物	2.8g
维生素A	25μgRE
维生素C	4mg
能量相当于米饭	0.1碗

消耗以上能量所需
运动时间

中速步行	4分钟
千步当量数	0

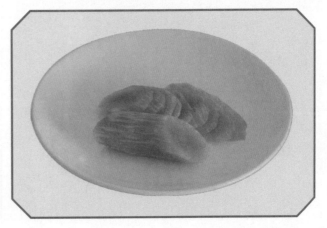

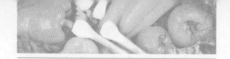

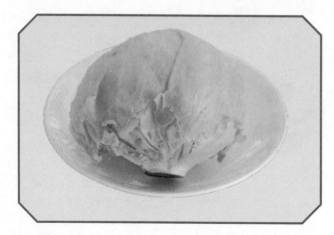

生菜	170g
能量	16kcal
蛋白质	2.6g
脂肪	0.6g
碳水化合物	1.8g
维生素A	6.4μgRE
维生素C	0
能量相当于米饭	0.1碗

消耗以上能量所需
运动时间

中速步行	5分钟
千步当量数	1

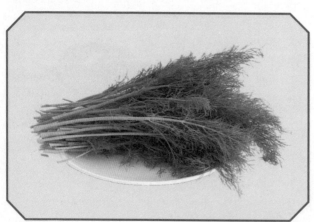

茴香	100g
能量	24kcal
蛋白质	2.5g
脂肪	0.4g
碳水化合物	4.2g
维生素A	402μgRE
维生素C	26mg
能量相当于米饭	0.2碗

消耗以上能量所需
运动时间

中速步行	8分钟
千步当量数	1

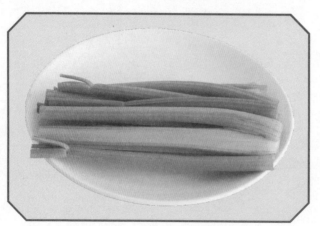

芹菜	250g
能量	35kcal
蛋白质	2g
脂肪	0.3g
碳水化合物	9.8g
维生素A	25μgRE
维生素C	30mg
能量相当于米饭	0.3碗

消耗以上能量所需
运动时间

中速步行	11分钟
千步当量数	1

圆白菜	500g
能量	94.6kcal
蛋白质	6.5g
脂肪	0.9g
碳水化合物	19.8g
维生素A	51.6μgRE
维生素C	172mg
能量相当于米饭	0.8碗

消耗以上能量所需
运动时间

中速步行	30分钟
千步当量数	3

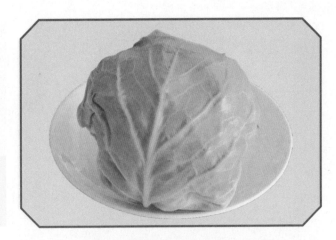

菜花	300g
能量	59kcal
蛋白质	5.2g
脂肪	0.5g
碳水化合物	11.3g
维生素A	12.3μgRE
维生素C	150.1mg
能量相当于米饭	0.5碗

消耗以上能量所需
运动时间

中速步行	19分钟
千步当量数	2

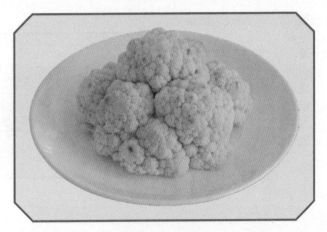

西兰花	300g
能量	82.2kcal
蛋白质	10.2g
脂肪	1.5g
碳水化合物	10.7g
维生素A	2993μgRE
维生素C	127mg
能量相当于米饭	0.7碗

消耗以上能量所需
运动时间

中速步行	26分钟
千步当量数	3

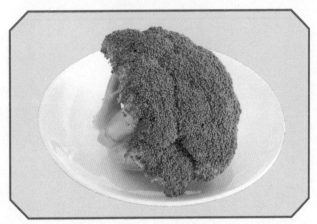

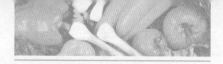

图说食物热量与运动健康

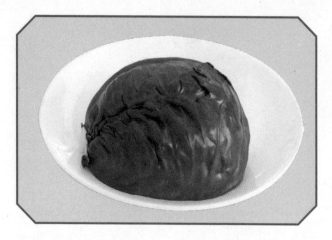

紫甘蓝	460g
能量	75.2kcal
蛋白质	4.7g
脂肪	0.8g
碳水化合物	24.5g
维生素A	0μgRE
维生素C	102.9mg
能量相当于米饭	0.6碗
消耗以上能量所需 运动时间	
中速步行	24分钟
千步当量数	2

藕	468g
能量	288.3kcal
蛋白质	7.8g
脂肪	0.8g
碳水化合物	67.5g
维生素A	12.4μgRE
维生素C	181.2mg
能量相当于米饭	2.5碗
消耗以上能量所需 运动时间	
中速步行	92分钟
千步当量数	9

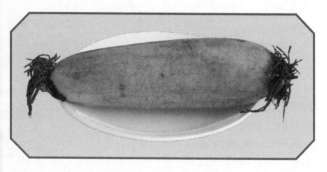

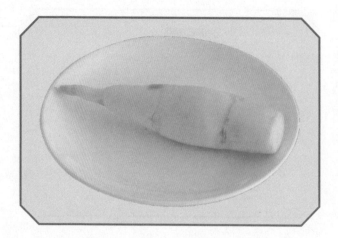

茭白	115g
能量	19.6kcal
蛋白质	1g
脂肪	0.2g
碳水化合物	5g
维生素A	4.3μgRE
维生素C	4.3mg
能量相当于米饭	0.2碗
消耗以上能量所需 运动时间	
中速步行	6分钟
千步当量数	1

山药	300g
能量	139.4kcal
蛋白质	4.7g
脂肪	0.5g
碳水化合物	30.9g
钠	46.3mg
膳食纤维	2g
能量相当于米饭	1.2碗
消耗以上能量所需运动时间	
中速步行	44分钟
千步当量数	4

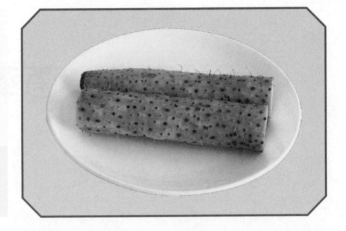

第五章　菌藻类

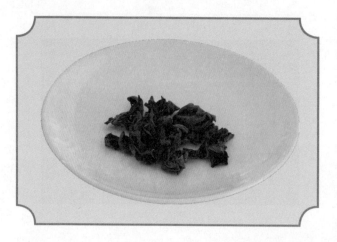

木耳(干)	10g
能量	20.5kcal
蛋白质	1.2g
脂肪	0.2g
碳水化合物	6.6g
钠	4.9mg
膳食纤维	3g
能量相当于米饭	0.2碗
消耗以上能量所需运动时间	
中速步行	7分钟
千步当量数	1

木耳(水发)	80g
能量	16.8kcal
蛋白质	1.2g
脂肪	0.2g
碳水化合物	4.8g
钠	6.8mg
膳食纤维	2.1g
能量相当于米饭	0.1碗
消耗以上能量所需运动时间	
中速步行	5分钟
千步当量数	1

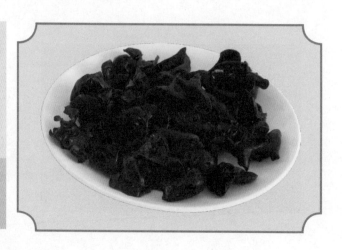

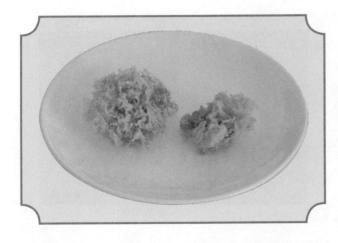

银耳(干)	10g
能量	19.2kcal
蛋白质	1g
脂肪	0.1g
碳水化合物	6.5g
钠	7.9mg
膳食纤维	2.9g
能量相当于米饭	0.2碗
消耗以上能量所需运动时间	
中速步行	6分钟
千步当量数	1

银耳（水发）	76g
能量	19.2kcal
蛋白质	1g
脂肪	0.1g
碳水化合物	6.5g
钠	7.9mg
膳食纤维	2.9g
能量相当于米饭	0.2碗
消耗以上能量所需运动时间	
中速步行	6分钟
千步当量数	1

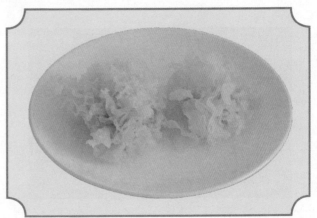

食用菌类与藻类好处多

　　菌类与藻类食物统称菌藻类食物，主要指的是食用菌（香菇、木耳、银耳、草菇等）和海藻类食品（海带、紫菜、发菜等）。

　　随着科学发展研究的深入，人们渐渐发现菌藻类食物含有多糖类化学物质，对人体健康有益，菌藻类食物含有丰富的蛋白质、维生素、矿物质等。营养学家倡导人们多多选择食用菌藻类食物。

　　发菜、蘑菇中蛋白质、氨基酸比例较均衡，很接近人体的需要比例，紫菜、蘑菇中富含胡萝卜素、维生素B$_1$、维生素B$_2$，海藻类食物中富含碘、维生素B$_{12}$，还含有多种有益健康的植物化学物质，如多糖类，香菇中含有香菇多糖，银耳中含有银耳多糖等具有抗癌、防癌作用的物质。此外，近年研究发现食用菌藻类食物后，其中含有的一些化学物质对健康有利，如核酸类物质有助于防止心血管病等。

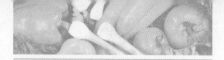

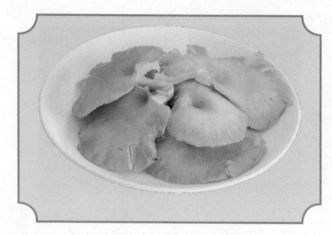

平菇	150g
能量	27.9kcal
蛋白质	2.7g
脂肪	0.4g
碳水化合物	6.4g
钠	5.3mg
膳食纤维	3.2g
能量相当于米饭	0.2碗
消耗以上能量所需运动时间	
中速步行	9分钟
千步当量数	1

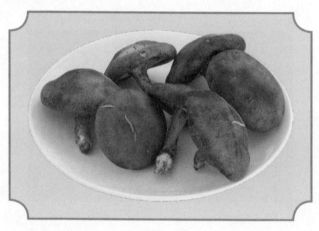

香菇	150g
能量	28.5kcal
蛋白质	3.3g
脂肪	0.5g
碳水化合物	7.8g
钠	2.1mg
膳食纤维	5g
能量相当于米饭	0.2碗
消耗以上能量所需运动时间	
中速步行	9分钟
千步当量数	1

毒蘑菇吃不得

　　毒蘑菇又称毒蕈，在我国毒蘑菇有100种左右，但多数种类的毒性轻微或尚不能确定，常引起人们严重中毒的有10种。分别是：褐鳞环柄菇、肉褐鳞环柄菇、白毒伞、鳞柄白毒伞、毒伞、秋生盔孢伞、鹿花菌、包脚黑褶伞、毒粉褶菌、残托斑毒伞。

　　（1）中毒原因

　　人们缺乏识别有毒与无毒蘑菇的经验，经常将野生毒蘑菇误为无毒蘑菇食用，特别是儿童更易误采毒蘑菇食用。

　　（2）如何预防

　　鉴别蘑菇是否有毒，经验极为重要，但现今唯一可靠的毒菇鉴别方法是根据蘑菇的形态学特征的分类鉴定。所以，蘑菇的鉴定普通民众和一般医务人员难以完成，多需要相应的专业人员来进行分类鉴定，毫无识别毒蕈经验者，千万不要自采蘑菇食用。

香菇(干)	20g
能量	40.1kcal
蛋白质	3.8g
脂肪	0.2g
碳水化合物	11.7g
钠	2.1mg
膳食纤维	6g
能量相当于米饭	0.3碗
消耗以上能量所需运动时间	
中速步行	13分钟
千步当量数	1

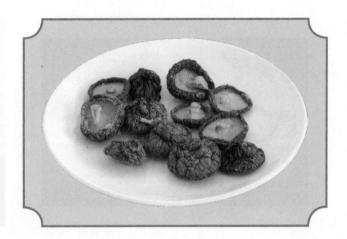

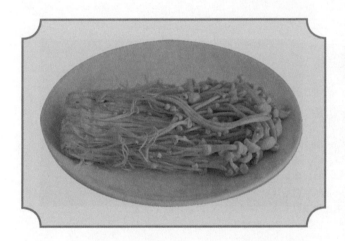

金针菇	150g
能量	39kcal
蛋白质	3.6g
脂肪	0.6g
碳水化合物	9g
钠	6.5mg
膳食纤维	4.1g
能量相当于米饭	0.3碗
消耗以上能量所需运动时间	
中速步行	12分钟
千步当量数	1

如何快速鉴别掺假的食用黑木耳

　　正常黑木耳的腹面为灰黑色、灰褐色，背面均为黑色、黑褐色；掺假的黑木耳两面均发黑色或棕褐色，有时有白色附着物。正常木耳质地脆易折断、松散，个体分散好，纹理清晰。掺假黑木耳则质地发软（可能掺糖、碱等）或坚硬（可能掺盐卤、淀粉等），易潮湿，分散性差，有粘连现象，组织纹理不清晰。

　　正常黑木耳：用舌尖舔无涩、无味、气味微香。疑掺糖：有甜味。疑掺盐：有咸味。疑掺碱：有苦咸味。疑掺盐卤：有苦涩味。疑掺矾盐：有酸涩味。疑掺铁粉、沙子：水浸泡有不溶物出现。

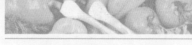
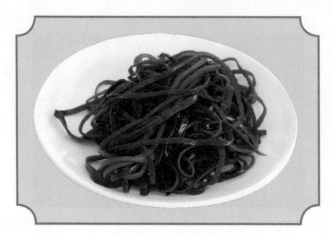

海带(浸)	25.2g
能量	25.2kcal
蛋白质	2g
脂肪	0.2g
碳水化合物	5.4g
钠	193.7mg
膳食纤维	1.6g
能量相当于米饭	0.2碗
消耗以上能量所需运动时间	
中速步行	8分钟
千步当量数	1

海带的药用

　　海带肉质厚而嫩，营养丰富，易于贮存，并且含有丰富的碘、钙、铁等，可防治因缺碘造成的"大脖子病"。妇女在妊娠期间和产后应多食用一些海带，因海带内含有大量的铁，对改善缺铁性贫血有很好的效果。另外，夏季食用海带有清凉解毒的功效。海带的食用方法很多，可以炒食、炖食、凉拌等。

第六章　水果类

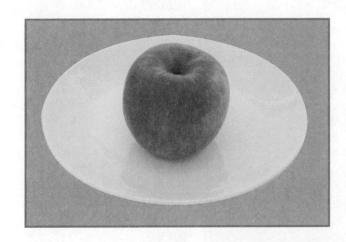

苹果	284g
能量	112.2kcal
蛋白质	0.4g
脂肪	0.4g
碳水化合物	29.1g
维生素A	6.5μgRE
维生素C	8.6mg
能量相当于米饭	1碗

消耗以上能量所需运动时间	
中速步行	36分钟
千步当量数	4

蛇果	289g
能量	133.5kcal
蛋白质	0.2g
脂肪	0.5g
碳水化合物	36.2g
维生素A	7.3μgRE
维生素C	4.9mg
能量相当于米饭	1.2碗

消耗以上能量所需运动时间	
中速步行	42分钟
千步当量数	4

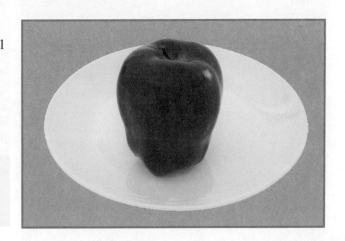

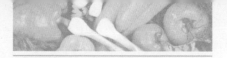
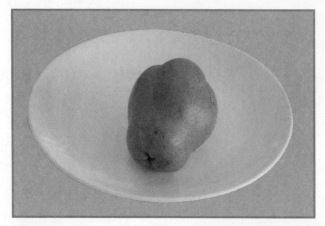

梨	208g
能量	75kcal
蛋白质	0.7g
脂肪	0.3g
碳水化合物	22.7g
维生素A	10.2μgRE
维生素C	10.2mg
能量相当于米饭	0.6碗
消耗以上能量所需运动时间	
中速步行	24分钟
千步当量数	2

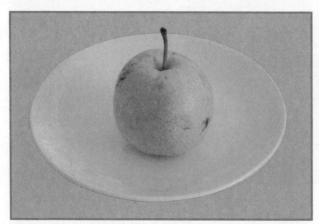

苹果梨	240g
能量	108.3kcal
蛋白质	0.5g
脂肪	0.2g
碳水化合物	31.4g
维生素A	11.3μgRE
维生素C	9mg
能量相当于米饭	0.9碗
消耗以上能量所需运动时间	
中速步行	34分钟
千步当量数	3

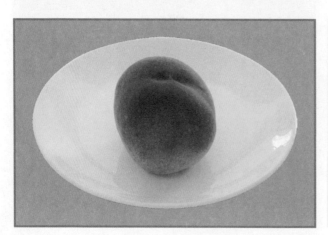

桃	294g
能量	121.4kcal
蛋白质	2.3g
脂肪	0.3g
碳水化合物	30.8g
维生素A	7.6μgRE
维生素C	17.7mg
能量相当于米饭	1碗
消耗以上能量所需运动时间	
中速步行	39分钟
千步当量数	4

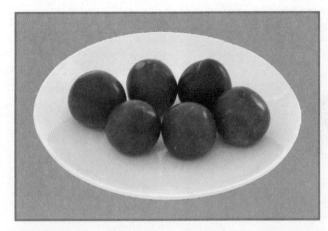

李子	278g
能量	91.1kcal
蛋白质	1.8g
脂肪	0.5g
碳水化合物	22g
维生素A	63.2µgRE
维生素C	12.6mg
能量相当于米饭	0.8碗

消耗以上能量所需
运动时间

中速步行	29分钟
千步当量数	3

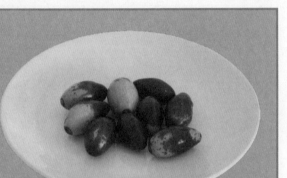

枣	100g
能量	106.1kcal
蛋白质	1g
脂肪	0.3g
碳水化合物	26.5g
维生素A	34.8µgRE
维生素C	211.4mg
能量相当于米饭	0.9碗

消耗以上能量所需
运动时间

中速步行	34分钟
千步当量数	3

小枣	50g
能量	119.1kcal
蛋白质	0.5g
脂肪	0.4g
碳水化合物	31.1g
维生素A	0µgRE
维生素C	0mg
能量相当于米饭	1碗

消耗以上能量所需
运动时间

中速步行	38分钟
千步当量数	4

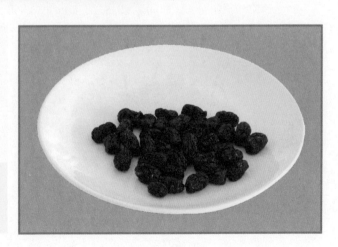

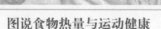
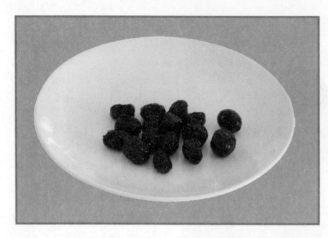

阿胶枣	50g
能量	167kcal
蛋白质	1.3g
脂肪	0.1g
碳水化合物	41g
维生素A	0μgRE
维生素C	–
能量相当于米饭	1.4碗
消耗以上能量所需 运动时间	
中速步行	51分钟
千步当量数	5

杏	200g
能量	65.5kcal
蛋白质	1.6g
脂肪	0.2g
碳水化合物	16.6g
维生素A	136.5μgRE
维生素C	7.3mg
能量相当于米饭	0.6碗
消耗以上能量所需 运动时间	
中速步行	21分钟
千步当量数	2

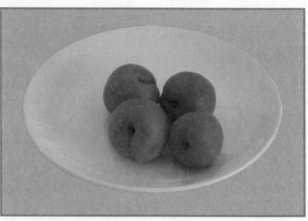

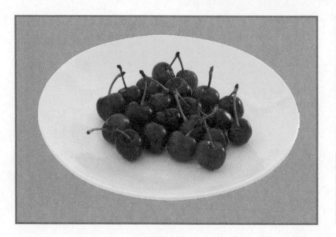

樱桃	125g
能量	46kcal
蛋白质	1.1g
脂肪	0.2g
碳水化合物	10.2g
维生素A	35μgRE
维生素C	10mg
能量相当于米饭	0.4碗
消耗以上能量所需 运动时间	
中速步行	15分钟
千步当量数	1

石榴	450g
能量	161.6kcal
蛋白质	3.6g
脂肪	0.5g
碳水化合物	48g
维生素A	0μgRE
维生素C	23.1mg
能量相当于米饭	1.4碗
消耗以上能量所需 运动时间	
中速步行	51分钟
千步当量数	5

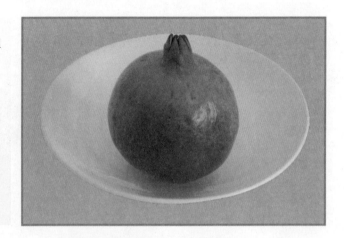

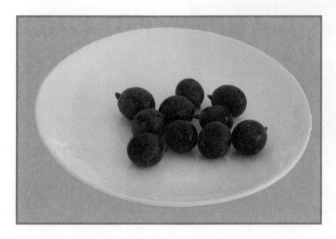

巨峰葡萄	100g
能量	42kcal
蛋白质	0.3g
脂肪	0.2g
碳水化合物	10.1g
维生素A	4.2μgRE
维生素C	3.4mg
能量相当于米饭	0.4碗
消耗以上能量所需 运动时间	
中速步行	13分钟
千步当量数	1

水果的营养在哪里？

　　水果从名字就可以知道其含有大量水分，占85%~90%，并且是我们膳食中维生素C、B族维生素、胡萝卜素及钾、钙、镁及膳食纤维的主要来源。比如：枣、柑橘、橙、柚、葡萄、草莓、猕猴桃、沙棘等含维生素C较多；红色和黄色水果例如：芒果、柑橘、木瓜、沙棘、杏、刺梨中含胡萝卜素较多；香蕉、枣、红枣、龙眼等含钾较高；成熟水果的营养价值比未成熟水果的营养价值要高。

　　水果中含有大量糖类。主要以单糖和双糖形式存在，如：果糖、葡萄糖、蔗糖等。水果中含有丰富的有机酸，如：果酸、苹果酸、柠檬酸。这使得水果具有酸甜口味，能增加人们的食欲，促进消化吸收。水果中还含有一种水溶性的膳食纤维——果胶，不仅可以促进肠道蠕动，还有润肠通便的作用，帮助人体排出有害重金属；还可以降低人体胆固醇，以达到预防动脉粥样硬化的目的。近年来发现，水果中含有许多植物化学物质，如：黄酮类、芳香类物质等，并具有对人体健康有益的生物活性物质。

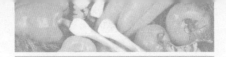

图说食物热量与运动健康

红提子葡萄　　　100g
能量　　　　　　44.7kcal
蛋白质　　　　　0.3g
脂肪　　　　　　0.2g
碳水化合物　　　11.3g
维生素A　　　　1.7μgRE
维生素C　　　　0mg
能量相当于米饭　0.4碗
　消耗以上能量所需
　　　运动时间
中速步行　　　　14分钟
千步当量数　　　1

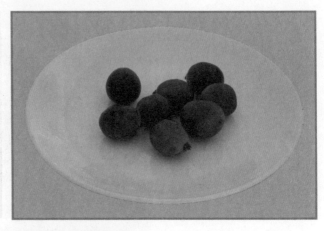

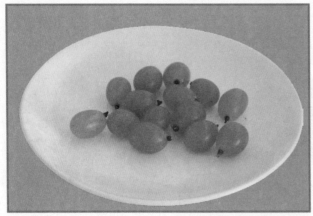

马奶子葡萄　　　100g
能量　　　　　　33.6kcal
蛋白质　　　　　0.4g
脂肪　　　　　　0.3g
碳水化合物　　　7.6g
维生素A　　　　6.7μgRE
维生素C　　　　0mg
能量相当于米饭　0.3碗
　　消耗以上能量所需
　　　　运动时间
中速步行　　　　11分钟
千步当量数　　　1

玫瑰香葡萄　　　50g
能量　　　　　　21.5kcal
蛋白质　　　　　0.2g
脂肪　　　　　　0.2g
碳水化合物　　　5.2g
维生素A　　　　1.3μgRE
维生素C　　　　1.7mg
能量相当于米饭　0.2碗
　消耗以上能量所需
　　　运动时间
中速步行　　　　7分钟
千步当量数　　　1

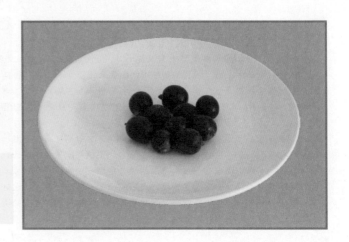

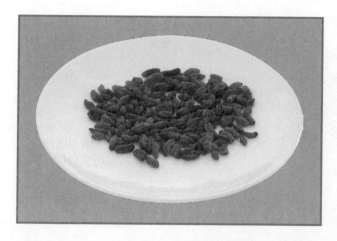

葡萄干	50g
能量	170.5kcal
蛋白质	1.3g
脂肪	0.2g
碳水化合物	41.7g
维生素A	0μgRE
维生素C	2.5mg
能量相当于米饭	1.5碗
消耗以上能量所需运动时间	
中速步行	54分钟
千步当量数	5

中华猕猴桃	300g
能量	139.4kcal
蛋白质	2g
脂肪	1.5g
碳水化合物	36.1g
维生素A	54.8μgRE
维生素C	154.4mg
能量相当于米饭	1.2碗
消耗以上能量所需运动时间	
中速步行	44分钟
千步当量数	4

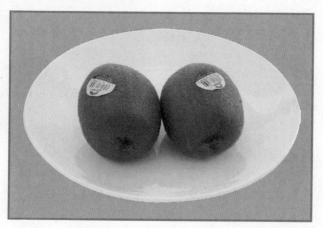

水果不等于蔬菜

　　中国传统饮食有"五菜为充，五果为助"的说法，水果与蔬菜各有各的营养特点与功用，不能相互替代。

　　蔬菜是人体获取维生素、矿物质的主要来源，蔬菜含碳水化合物多，为淀粉类；果糖、葡萄糖、蔗糖的含量较少，食用后逐渐消化吸收，人体血糖波动不是很剧烈。蔬菜烹调过程中会加入油、盐、酱油等调味品，从而获得更多营养物质。

　　水果含有蔬菜不具有的有机酸，有机酸可促进消化吸收，同时对维生素C的稳定性有保护作用。水果含有较多的果糖、葡萄糖，摄入过多容易造成人体血糖的波动。总之，水果与蔬菜各有所长，二者不可替代，建议人们每天都要吃蔬菜、水果。

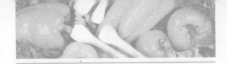

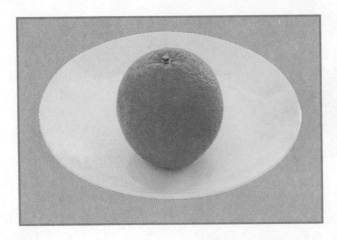

橙	276g
能量	96kcal
蛋白质	1.6g
脂肪	0.4g
碳水化合物	22.7g
维生素A	55.1μgRE
维生素C	67.4mg
能量相当于米饭	0.8碗

消耗以上能量所需
运动时间

中速步行	30分钟
千步当量数	3

柑橘	265g
能量	104.1kcal
蛋白质	1.4g
脂肪	0.4g
碳水化合物	24.3g
维生素A	302μgRE
维生素C	57.1mg
能量相当于米饭	0.9碗

消耗以上能量所需
运动时间

中速步行	33分钟
千步当量数	3

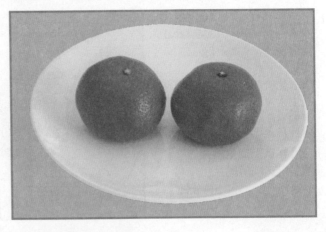

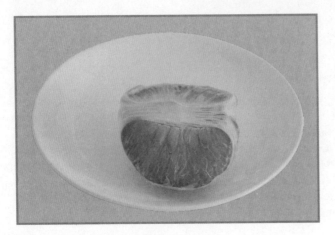

柚	200g
能量	56.6kcal
蛋白质	1.1g
脂肪	0.3g
碳水化合物	13.1g
维生素A	2.8μgRE
维生素C	31.7mg
能量相当于米饭	0.5碗

消耗以上能量所需
运动时间

中速步行	18分钟
千步当量数	2

菠萝	90g
能量	36.9kcal
蛋白质	0.5g
脂肪	0.1g
碳水化合物	9.7g
维生素A	2.7μgRE
维生素C	16.2mg
能量相当于米饭	0.3碗

消耗以上能量所需
运动时间

中速步行	12分钟
千步当量数	1

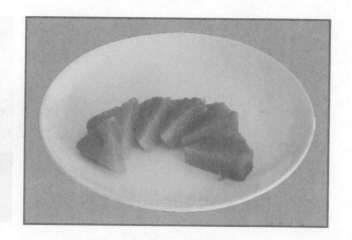

食用菠萝为什么要先用盐水浸泡？

菠萝汁中含有生物式及菠萝蛋白酶，这两种物质对人体都不利。生物式刺激口腔黏膜，使人吃后会口腔发痒；菠萝蛋白酶会使人过敏，出现腹痛、腹泻、呕吐、头晕、口舌和皮肤发麻发痒，严重者出现呼吸困难、甚至昏迷。食用菠萝时，用盐水浸泡菠萝肉块可以破坏菠萝的生物式及菠萝蛋白酶，既可除去菠萝涩味，又可减少或避免过敏发生。

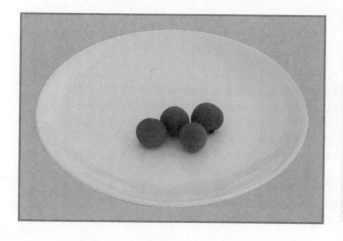

桂圆（干）	10g
能量	10.1kcal
蛋白质	0.2g
脂肪	0
碳水化合物	2.4g
维生素A	0μgRE
维生素C	0.4mg
能量相当于米饭	0.1碗

消耗以上能量所需
运动时间

中速步行	3分钟
千步当量数	0

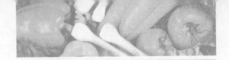

图说食物热量与运动健康

荔枝	200g
能量	102.2kcal
蛋白质	1.3g
脂肪	0.3g
碳水化合物	24.2g
维生素A	2.9μgRE
维生素C	59.9mg
能量相当于米饭	0.9碗

消耗以上能量所需运动时间

中速步行	32分钟
千步当量数	3

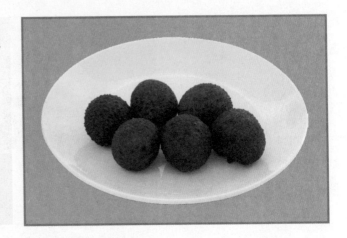

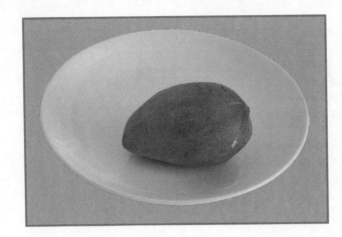

芒果	200g
能量	38.4kcal
蛋白质	0.7g
脂肪	0.2g
碳水化合物	10g
维生素A	180μgRE
维生素C	27.6mg
能量相当于米饭	0.3碗

消耗以上能量所需运动时间

中速步行	12分钟
千步当量数	1

水果带皮吃好吗？

　　很多人认为果蔬表面会残留农药，吃水果最好去皮吃。但是最近又有专家说蔬表皮营养价值高，含有抗癌物质，到底是怎么回事呢？研究发现，很多去皮也可不去皮的水果，如苹果、葡萄、李子等的皮及皮下含有丰富的抗氧化物质——类黄酮和花青素等植物化学物质。由于果皮及皮下部分接触阳光照射充足，抗氧化物质随之增加，同时果皮中含有丰富的膳食纤维，可以防止便秘，起到润肠通便的作用。有这么多好处，苹果、葡萄、李子等带皮吃，何乐而不为呢？对于农药问题我们不必过于担忧，目前我国允许果蔬食品使用的农药主要是残留期比较短的有机磷农药，并且国家规定采摘前一周停止使用农药，等到我们经过采摘、运输、储存、销售等环节买到果蔬，农药残留已经大大降低了。因此，果蔬仔细清洗后带皮吃是很好的，如果觉得口感不好，可以将皮去得薄一点。

香蕉	227g
能量	121.9kcal
蛋白质	1.9g
脂肪	0.3g
碳水化合物	29.5g
维生素A	13.4μgRE
维生素C	10.7mg
能量相当于米饭	1.1碗

消耗以上能量所需
运动时间

中速步行	39分钟
千步当量数	4

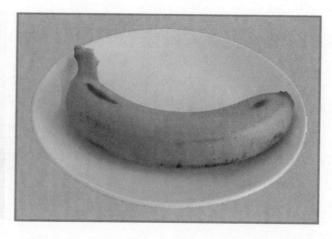

香蕉不要放置在冰箱冷藏

　　香蕉是人们喜爱的一种水果，它富含钾、磷、镁等元素，脂肪含量较低，可以润肠通便，帮助消化，并对高血压、冠心病患者有好处。但要注意香蕉不宜空腹食用，否则会伤害身体。此外香蕉中所含的大量的钾、磷、镁等元素，在空腹大量摄入时会使体内电解质钠、钙等失去平衡，对身体不利。此外，香蕉的储存一定要注意，忌放在冰箱中冷藏。香蕉一般长到六七成熟就进行采摘，后在运输、贮存、销售等环节中逐渐成熟。香蕉一般贮存温度11~13℃，若放置于冰箱中（0~6℃）冷藏，易被冻坏、慢慢变黑、变质、变软，久了将出现斑块，无法食用。

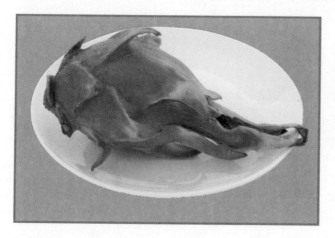

火龙果	380g
能量	133.7kcal
蛋白质	2.9g
脂肪	0.5g
碳水化合物	34.9g
维生素A	—
维生素C	7.9mg
能量相当于米饭	1.2碗

消耗以上能量所需
运动时间

中速步行	42分钟
千步当量数	4

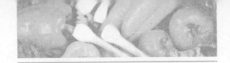

图说食物热量与运动健康

榴莲	600g
能量	326.3kcal
蛋白质	5.8g
脂肪	7.3g
碳水化合物	62.8g
维生素A	6.7µgRE
维生素C	6.2mg
能量相当于米饭	2.8碗

消耗以上能量所需
运动时间

中速步行	104分钟
千步当量数	10

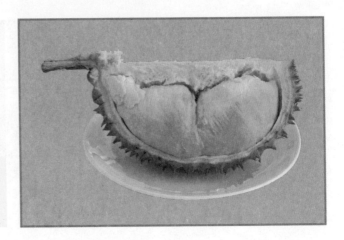

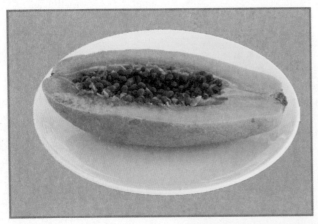

木瓜	400g
能量	106.8kcal
蛋白质	2.1g
脂肪	0
碳水化合物	25.6g
维生素A	0µgRE
维生素C	110.4mg
能量相当于米饭	0.9碗

消耗以上能量所需
运动时间

中速步行	34分钟
千步当量数	3

山竹	240g
能量	41.4kcal
蛋白质	0.2g
脂肪	0.1g
碳水化合物	10.8g
维生素A	—
维生素C	0.7mg
能量相当于米饭	0.4碗

消耗以上能量所需
运动时间

中速步行	13分钟
千步当量数	1

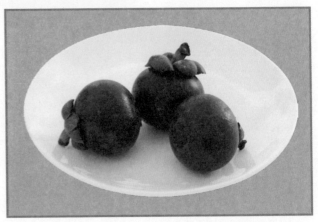

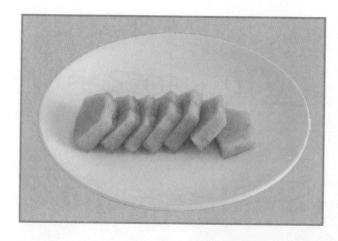

哈密瓜	100g
能量	34kcal
蛋白质	0.5g
脂肪	0.1g
碳水化合物	7.9g
维生素A	153μgRE
维生素C	12mg
能量相当于米饭	0.3碗

消耗以上能量所需
运动时间

中速步行	11分钟
千步当量数	1

甜瓜	300g
能量	60.8kcal
蛋白质	0.9g
脂肪	0.2g
碳水化合物	14.5g
维生素A	11.7μgRE
维生素C	35.1mg
能量相当于米饭	0.5碗

消耗以上能量所需
运动时间

中速步行	19分钟
千步当量数	2

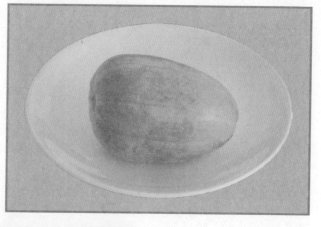

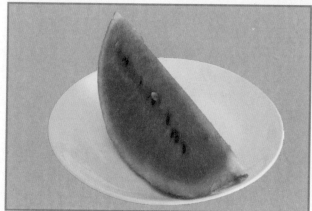

西瓜	300g
能量	42kcal
蛋白质	1g
脂肪	0.2g
碳水化合物	9.7g
维生素A	126μgRE
维生素C	10.1mg
能量相当于米饭	0.4碗

消耗以上能量所需
运动时间

中速步行	13分钟
千步当量数	1

第七章　坚果、种子类

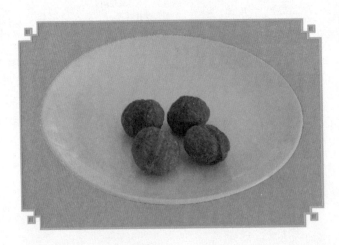

核桃	50g
能量	134.8kcal
蛋白质	3.2g
脂肪	12.6g
碳水化合物	4.1g
钠	1.4mg
维生素E	9.3mg
能量相当于米饭	1.2碗

消耗以上能量所需 运动时间	
中速步行	43分钟
千步当量数	4

山核桃	50g
能量	89.4kcal
蛋白质	1.2g
脂肪	7.6g
碳水化合物	5.2g
钠	64.5mg
维生素E	2.1mg
能量相当于米饭	0.8碗

消耗以上能量所需 运动时间	
中速步行	28分钟
千步当量数	3

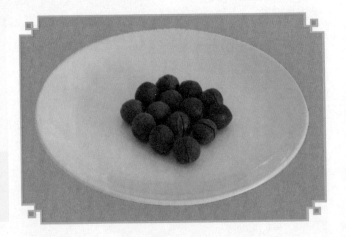

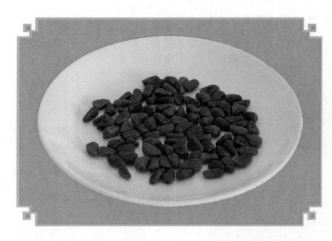

松子	50g
能量	95.9kcal
蛋白质	2.2g
脂肪	9.1g
碳水化合物	3.3g
钠	0.5mg
维生素E	3.9mg
能量相当于米饭	0.8碗

消耗以上能量所需
运动时间

中速步行	30分钟
千步当量数	3

栗子仁	50g
能量	87kcal
蛋白质	2.3g
脂肪	0.8g
碳水化合物	22.9g
钠	4.4mg
维生素E	4.6mg
能量相当于米饭	0.8碗

消耗以上能量所需
运动时间

中速步行	28分钟
千步当量数	3

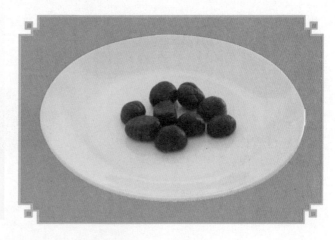

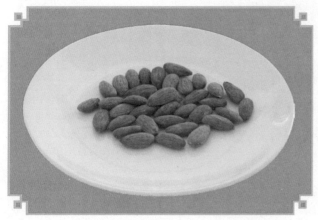

杏仁	50g
能量	302.5kcal
蛋白质	14g
脂肪	27.2g
碳水化合物	5.6g
钠	171.1mg
维生素E	13.6mg
能量相当于米饭	2.6碗

消耗以上能量所需
运动时间

中速步行	96分钟
千步当量数	10

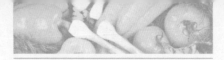

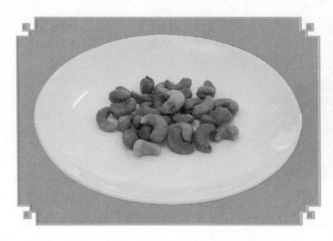

腰果	50g
能量	297kcal
蛋白质	12g
脂肪	25.5g
碳水化合物	10.2g
钠	17.9mg
维生素E	3.4mg
能量相当于米饭	2.6碗

消耗以上能量所需
运动时间

中速步行	94分钟
千步当量数	9

榛子	50g
能量	203.6kcal
蛋白质	4.1g
脂肪	18.9g
碳水化合物	8.4g
钠	3.1mg
维生素E	7.5mg
能量相当于米饭	1.8碗

消耗以上能量所需
运动时间

中速步行	65分钟
千步当量数	6

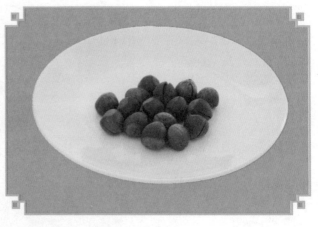

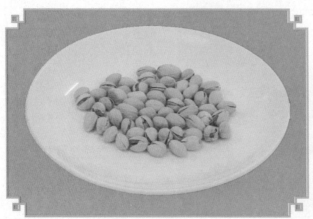

开心果	50g
能量	251.7kcal
蛋白质	8.4g
脂肪	21.7g
碳水化合物	9g
钠	310.1mg
维生素E	7.9mg
能量相当于米饭	2.2碗

消耗以上能量所需
运动时间

中速步行	80分钟
千步当量数	8

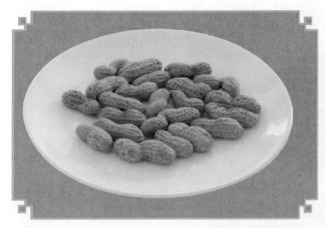

花生	50g
能量	209.1kcal
蛋白质	7.7g
脂肪	17g
碳水化合物	8.4g
钠	12.4mg
维生素E	4.6mg
能量相当于米饭	1.8碗
消耗以上能量所需运动时间	
中速步行	66分钟
千步当量数	7

花生仁	50g
能量	281.5kcal
蛋白质	12.4g
脂肪	22.2g
碳水化合物	10.9g
钠	1.8mg
维生素E	9mg
能量相当于米饭	2.4碗
消耗以上能量所需运动时间	
中速步行	89分钟
千步当量数	9

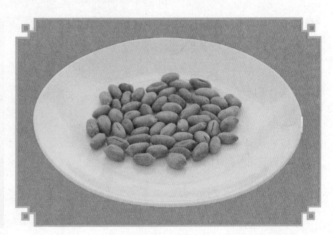

坚果虽好但不要过量

坚果类食物营养丰富，富含蛋白质、脂肪，并含有大量的"抗氧化明星"维生素E及人体必需的不饱和脂肪酸、"肠道清道夫"膳食纤维等。还有研究发现，每周吃少量坚果有助于心脏健康。坚果虽好但千万不可过量，膳食指南推荐人们每周食用50克坚果为宜。由于坚果的能量较高，过量食用，会导致肥胖。

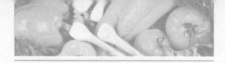

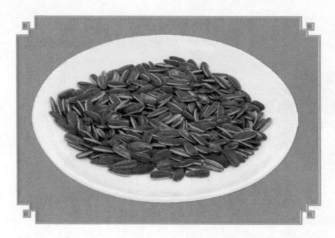

葵花子	50g
能量	160.2kcal
蛋白质	5.9g
脂肪	13.7g
碳水化合物	4.5g
钠	343.7mg
维生素E	6.9mg
能量相当于米饭	1.4碗
消耗以上能量所需运动时间	
中速步行	51分钟
千步当量数	5

南瓜子	50g
能量	195.2kcal
蛋白质	12.2g
脂肪	15.7g
碳水化合物	2.7g
钠	5.4mg
维生素E	9.3mg
能量相当于米饭	1.7碗
消耗以上能量所需运动时间	
中速步行	62分钟
千步当量数	6

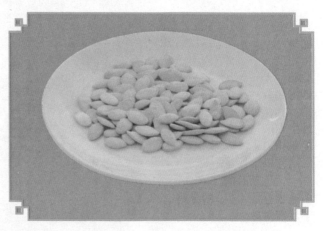

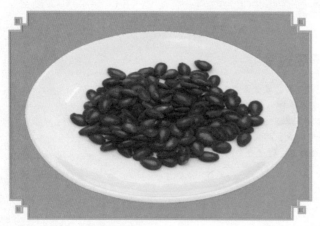

西瓜子	50g
能量	286.5kcal
蛋白质	16.4g
脂肪	22.4g
碳水化合物	7.1g
钠	93.9mg
维生素E	0.6mg
能量相当于米饭	2.5碗
消耗以上能量所需运动时间	
中速步行	91分钟
千步当量数	9

莲子	50g
能量	172kcal
蛋白质	8.6g
脂肪	1g
碳水化合物	33.6g
钠	2.6mg
维生素E	1.4mg
能量相当于米饭	1.5碗
消耗以上能量所需运动时间	
中速步行	55分钟
千步当量数	5

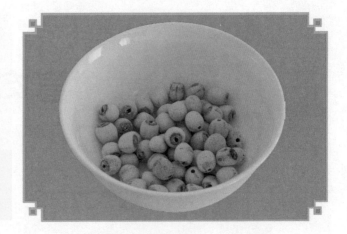

购买坚果的注意事项

　　坚果富含蛋白质和油脂，在高温、潮湿环境下容易受霉菌的污染，比如花生最容易出现霉菌污染，其中黄曲霉菌的污染可诱发肝癌等。因此，购买花生等坚果时要注意查看是否霉变。方法是：①仔细辨别果仁及表皮是否有颜色异常、霉菌斑、菌丝等异常情况；②品尝一下坚果是否有哈喇味，这可能是由于其富含的不饱和脂肪酸氧化酸败。此外，一次不要购买太多，坚果宜在干燥、阴凉的环境下密闭存放，以免变质。

第八章　畜肉类

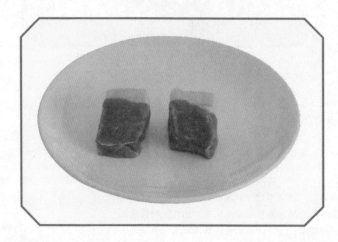

猪肉(后臀尖)	100g
能量	325.9kcal
蛋白质	14.2g
脂肪	29.9g
碳水化合物	0g
钠	55.8mg
胆固醇	84.4mg
能量相当于米饭	2.8碗
消耗以上能量所需运动时间	
中速步行	103分钟
千步当量数	10

猪肉（里脊）	100g
能量	155kcal
蛋白质	20.2g
脂肪	7.9g
碳水化合物	0.7g
钠	43.2mg
胆固醇	55mg
能量相当于米饭	1.3碗
消耗以上能量所需运动时间	
中速步行	49分钟
千步当量数	5

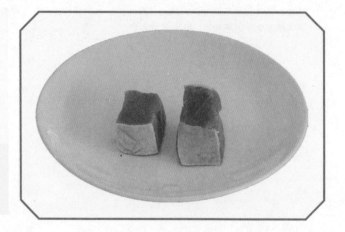

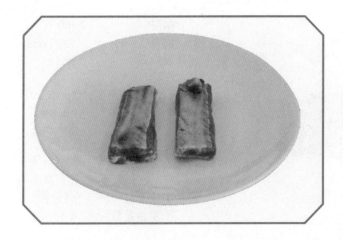

猪小排	64g
能量	128.1kcal
蛋白质	7.7g
脂肪	10.6g
碳水化合物	0.3g
钠	28.8mg
胆固醇	67.3mg
能量相当于米饭	1.1碗
消耗以上能量所需运动时间	
中速步行	41分钟
千步当量数	4

猪蹄	440g
能量	686.4kcal
蛋白质	59.7g
脂肪	49.6g
碳水化合物	0g
钠	266.6mg
胆固醇	506.9mg
能量相当于米饭	5.9碗
消耗以上能量所需运动时间	
中速步行	218分钟
千步当量数	22

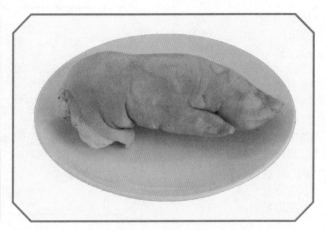

解冻冷冻肉须注意

　　随着生活节奏的加快，人们在家庭生活中也出现简单便利的生活方式，如：周末一次性买入许多鲜肉，放入冰箱冷冻起来，每日取一小块烹调。

　　冻肉在营养学上与鲜肉没有什么不同，但是如果解冻不当或者反复解冻，都会造成营养成分的流失，并影响口感风味。譬如，有人习惯使用热水快速解冻，此法易使肉细胞中的冰晶迅速融化渗出，一部分营养物质如蛋白质和肉的芳香成分容易随之白白流失掉了；而反复解冻冻肉，将会使上述营养成分流失得更多。因此，建议存储前先将鲜肉分割成适量的小块后再存入冰箱冷冻，每次取出适量的冻肉，避免反复解冻造成营养成分流失。此外，建议欲取用时，先将冻肉提前几小时放入冷藏室在低温0~8℃之间缓慢解冻，这样可以保持肉的营养和美味。

　　总之，只要合理解冻，冻肉的营养价值和风味不比鲜肉差。

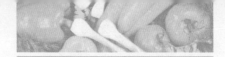

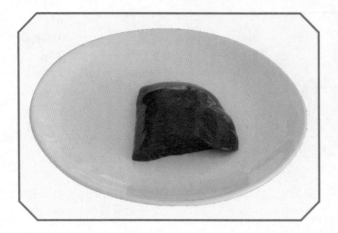

猪肝	100
能量	127.7kcal
蛋白质	19.1g
脂肪	3.5g
碳水化合物	5g
钠	67.9mg
胆固醇	285.1mg
能量相当于米饭	1.1碗
消耗以上能量所需运动时间	
中速步行	41分钟
千步当量数	4

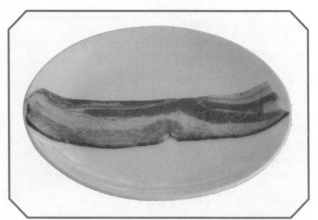

培根	30g
能量	54.3kcal
蛋白质	6.7g
脂肪	2.7g
碳水化合物	0.8g
钠	15.4mg
胆固醇	13.8mg
能量相当于米饭	0.5碗
消耗以上能量所需运动时间	
中速步行	17分钟
千步当量数	2

动物内脏的利与弊

　　动物内脏有很多种，包括：猪肝、鸡肝、鸭肝、羊肝、牛肝、猪大肠、牛肚、羊肚、牛心、牛肺、鸡胗、鸭胗等。中医认为以脏补脏，《本草纲目》中有"以胃治胃，以心治心"一说。动物内脏类食物中含有丰富的维生素和矿物质，如肝类食物中含有丰富的维生素A，对于用眼过度的人，是可以改善视力的；内脏类食物中含有丰富的锌，对于生长发育迅速的少年儿童，可防治锌的缺乏。食用动物内脏有很多优点，但也不是多多益善，并不要天天吃，过量食用内脏会出现维生素A、维生素D中毒。此外，内脏中含有较高的胆固醇，老年人、肥胖患者及血脂异常的人们要慎重选择。由此可见，动物内脏食用要因人而异，适量进食，一星期最多2次，每次不要超过50克。

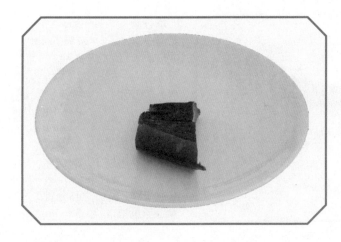

腊肉	50g
能量	346kcal
蛋白质	9.1g
脂肪	34g
碳水化合物	0.9g
钠	382mg
胆固醇	0mg
能量相当于米饭	3碗

消耗以上能量所需	
运动时间	
中速步行	110分钟
千步当量数	11

福建式肉松	3g
能量	11.2kcal
蛋白质	1.3g
脂肪	0.3g
碳水化合物	0.9g
钠	57.9mg
胆固醇	2.1mg
能量相当于米饭	0.1碗

消耗以上能量所需	
运动时间	
中速步行	4分钟
千步当量数	0

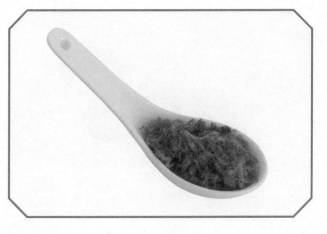

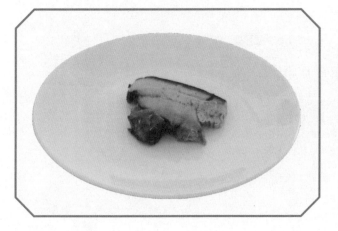

酱肘子	50g
能量	101kcal
蛋白质	14.8g
脂肪	4.3g
碳水化合物	0.9g
钠	98.5mg
胆固醇	0mg
能量相当于米饭	0.9碗

消耗以上能量所需	
运动时间	
中速步行	32分钟
千步当量数	3

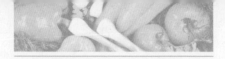

图说食物热量与运动健康

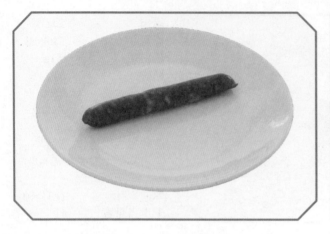

广东香肠	35g
能量	151.6kcal
蛋白质	6.3g
脂肪	13.1g
碳水化合物	2.2g
钠	517.3mg
胆固醇	32.9mg
能量相当于米饭	1.3碗
消耗以上能量所需 运动时间	
中速步行	48分钟
千步当量数	5

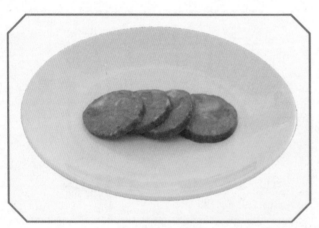

火腿肠	50g
能量	106kcal
蛋白质	7g
脂肪	5.2g
碳水化合物	7.8g
钠	385.6mg
胆固醇	28.5mg
能量相当于米饭	0.9碗
消耗以上能量所需 运动时间	
中速步行	34分钟
千步当量数	3

烧焦肉不宜食用

肉类是高蛋白食物，其中有多种氨基酸组成。有一种色氨酸，在加温过高烧焦后，形成F-氨甲基的衍生物，有强致癌性，常吃有引发癌症的危险。因此，烹调时不要烧焦，如已经烧焦必须将烧焦部分去除，方可食用。

热狗肠	27g
能量	82.9kcal
蛋白质	3.6g
脂肪	6.8g
碳水化合物	1.9g
钠	232.7mg
胆固醇	12.7mg
能量相当于米饭	0.7碗
消耗以上能量所需运动时间	
中速步行	26分钟
千步当量数	3

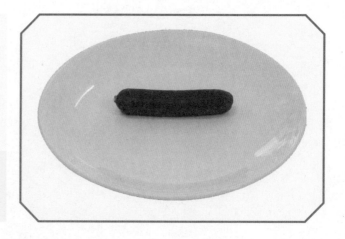

午餐肉	100g
能量	320kcal
蛋白质	9g
脂肪	30.1g
碳水化合物	3.3g
钠	528.7mg
胆固醇	0mg
能量相当于米饭	2.8碗
消耗以上能量所需运动时间	
中速步行	102分钟
千步当量数	10

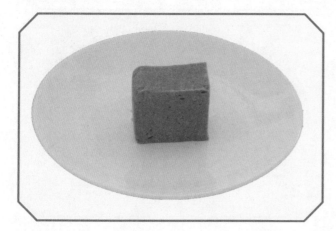

牛肉(后腿)	100g
能量	106kcal
蛋白质	20.9g
脂肪	2g
碳水化合物	1.1g
钠	45.4mg
胆固醇	74mg
能量相当于米饭	0.9碗
消耗以上能量所需运动时间	
中速步行	34分钟
千步当量数	3

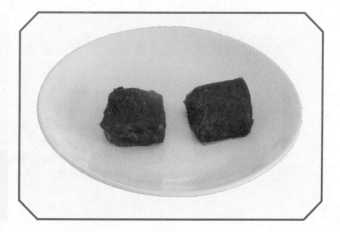

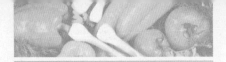

图说食物热量与运动健康

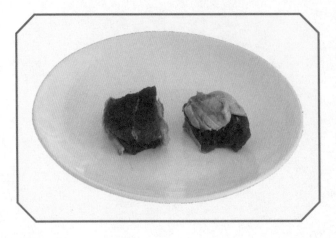

牛肉（牛腩）	100g
能量	332kcal
蛋白质	17.1g
脂肪	29.3g
碳水化合物	0g
钠	0mg
胆固醇	44mg
能量相当于米饭	2.9碗
消耗以上能量所需运动时间	
中速步行	105分钟
千步当量数	11

酱牛肉	50g
能量	123kcal
蛋白质	15.7g
脂肪	6g
碳水化合物	1.6g
钠	434.6mg
胆固醇	38mg
能量相当于米饭	1.1碗
消 运动时间	
中速步行	39分钟
千步当量数	4

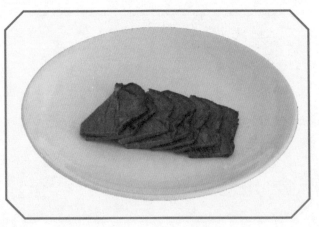

不吃肥肉并非健康，瘦肉并非多多益善

　　随着营养知识的宣传，人们了解到肥肉中含有大量动物性脂肪，不利于人体健康。为此有些人就走到了另一极端，肥肉一口不吃，瘦肉多多益善。这样做也是不对的。瘦肉中营养丰富，含有大量的优质蛋白，易被人体消化吸收利用。瘦肉虽好但是人体对它的需要也是有个度的，膳食指南建议每人每天应该摄入畜、禽肉50～75克，这是比较合理的数量。瘦肉吃得过多会摄入大量的蛋白质、脂肪等，人体不能完全消化吸收利用，还会加重胃、肠、肝、肾的负担，于对人体的健康不利。因此，我们要知道合理饮食才是健康的关键。

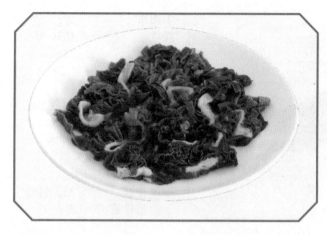

牛百叶	100g
能量	70kcal
蛋白质	13.2g
脂肪	1.9g
碳水化合物	0g
钠	60.6mg
胆固醇	71mg
能量相当于米饭	0.6碗

消耗以上能量所需
运动时间

中速步行	22分钟
千步当量数	2

牛肉干	50g
能量	275kcal
蛋白质	22.8g
脂肪	20g
碳水化合物	1g
钠	206.2mg
胆固醇	60mg
能量相当于米饭	2.4碗

消耗以上能量所需
运动时间

中速步行	87分钟
千步当量数	9

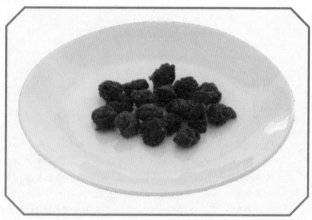

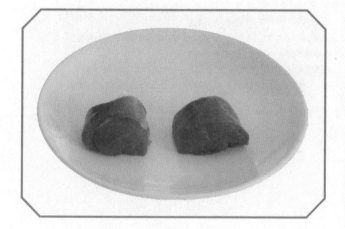

羊肉(后腿)	100
能量	84.7kcal
蛋白质	15g
脂肪	2.6g
碳水化合物	0.2g
钠	46.2mg
胆固醇	63.9mg
能量相当于米饭	0.7碗

消耗以上能量所需
运动时间

中速步行	27分钟
千步当量数	3

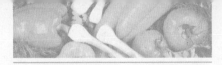

图说食物热量与运动健康

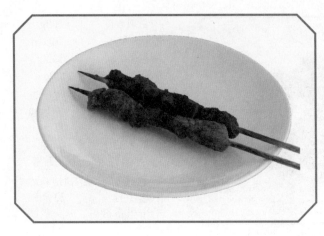

羊肉串	50g
能量	103kcal
蛋白质	13g
脂肪	5.2g
碳水化合物	1.2g
钠	242.4mg
胆固醇	55mg
能量相当于米饭	0.9碗
消耗以上能量所需运动时间	
中速步行	33分钟
千步当量数	3

畜肉类——"红肉"

　　畜肉类多指猪肉、牛肉、羊肉及其内脏等，畜肉类的肌肉颜色较深，多呈暗红色，因此习惯上把它称为"红肉"。畜肉类富含蛋白质、脂肪、维生素A、铁、锌及B族维生素。不同种类的"红肉"营养素含量略有不同：

　　蛋白质：牛肉的蛋白质含量高达20%，猪肉平均在15%左右不同部位略有不同。肉类蛋白质中的氨基酸构成比例接近于人体需要的氨基酸构成比例，属于优质蛋白质，易被人体充分利用，具有较高的营养价值。

　　脂肪：肥肉中90%以上是脂肪，瘦肉中猪瘦肉的脂肪含量最高为6.2%，羊瘦肉的脂肪含量次之为3.9%，瘦牛肉脂肪含量最低为2.3%。动物脂肪在人体中的主要作用是提供能量，随着动物脂肪的摄入量的增加，能量摄入过而引起肥胖或心血管疾病这一问题已日渐显现，因此，我们要控制好饮食中脂肪的摄入量。

　　维生素：畜肉是B族维生素的良好来源，尤其是猪肉中含有B族维生素特别丰富，100克（2两）畜肉维生素B硫胺素含量为0.54克，是牛肉的8倍。

　　矿物质：畜肉中的铁是血红素铁，这种铁比植物中所含有的铁易于被吸收利用，并且吸收率不受其他元素的干扰，有较高的生物利用率，缺铁性贫血的患者多摄入畜瘦肉有利于增加铁的摄取。

第九章　禽肉类

鸡	970g
能量	1069.1kcal
蛋白质	123.6g
脂肪	60.2g
碳水化合物	8.3g
钠	405.2mg
胆固醇	678.6mg
能量相当于米饭	9.2碗

消耗以上能量所需
运动时间

中速步行	339分钟
千步当量数	34

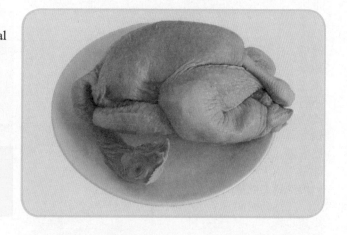

鸡翅	120g
能量	160.6kcal
蛋白质	14.4g
脂肪	9.8g
碳水化合物	3.8g
钠	42.1mg
胆固醇	93.6mg
能量相当于米饭	1.4碗

消耗以上能量所需
运动时间

中速步行	51分钟
千步当量数	5

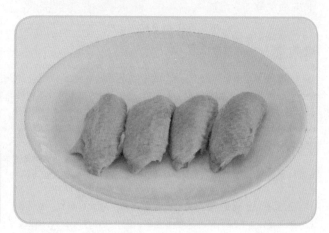

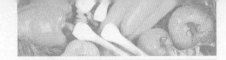

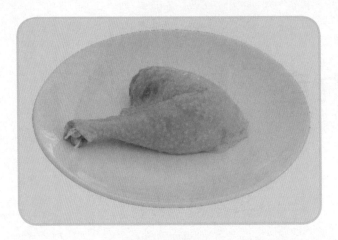

鸡腿	106g
能量	199.8kcal
蛋白质	17.7g
脂肪	14.4g
碳水化合物	0g
钠	71.1mg
胆固醇	178.8mg
能量相当于米饭	1.7碗

消耗以上能量所需运动时间

中速步行	63分钟
千步当量数	6

鸡爪	24g
能量	36.6kcal
蛋白质	3.4g
脂肪	2.4g
碳水化合物	0.4g
钠	24.3mg
胆固醇	14.8mg
能量相当于米饭	0.3碗

消耗以上能量所需运动时间

中速步行	12分钟
千步当量数	1

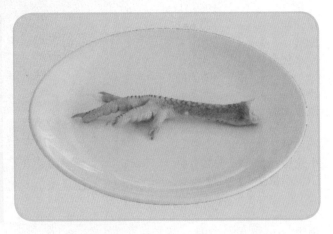

禽肉类——"白肉"

　　禽肉类多指鸡肉、鸭肉、鹅肉等，这类肉的肌肉颜色较浅，因此习惯上把它称为"白肉"。禽肉类富含蛋白质、脂肪、维生素A、维生素E、铁及B族维生素。不同种类的"白肉"营养素含量略有不同：

　　蛋白质：鸡肉、鹌鹑肉的蛋白质含量高达20%，鹅肉、鸭肉平均在16%~18%。肉类蛋白质中的氨基酸构成比例接近于人体需要的氨基酸构成比例，属于优质蛋白质，易被人体充分利用，具有较高的营养价值。

　　脂肪：鸡肉中的脂肪含量在14%~17%，鸭肉、鹅肉的脂肪含量较高为20%，火鸡和鹌鹑肉的脂肪含量最低为3%左右。禽类脂肪中所含的人类必需脂肪酸高于畜类脂肪，所以禽类脂肪的营养价值高于畜类脂肪。

　　维生素：禽肉是B族维生素的良好来源，与畜肉相当。每100克（2两）禽肉中含有维生素E90~400毫克。维生素E具有抗氧化、抗衰老作用，因此中老年人常食用禽类对自身健康是有益的。

　　矿物质：禽肉中的铁也是血红素铁，基本情况与畜肉相似。

鸡胸脯肉	100g
能量	133kcal
蛋白质	19.4g
脂肪	5g
碳水化合物	2.5g
钠	34.4mg
胆固醇	82g
能量相当于米饭	1.1碗
消耗以上能量所需运动时间	
中速步行	42分钟
千步当量数	4

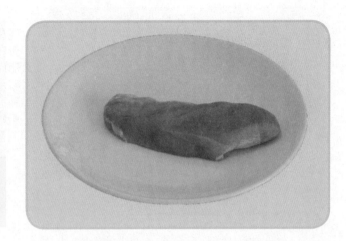

鸡肝	100g
能量	121kcal
蛋白质	16.6g
脂肪	4.8g
碳水化合物	2.8g
钠	92mg
胆固醇	356mg
能量相当于米饭	1碗
消耗以上能量所需运动时间	
中速步行	38分钟
千步当量数	4

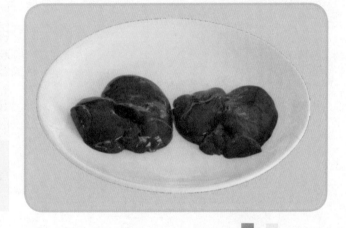

汤比肉好吗？

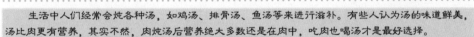

　　生活中人们经常会炖各种汤，如鸡汤、排骨汤、鱼汤等来进行滋补。有些人认为汤的味道鲜美，汤比肉更有营养，其实不然，肉炖汤后营养绝大多数还是在肉中，吃肉也喝汤才是最好选择。

　　有的人误以为，肉在长时间炖煮过程中，营养成分就会溶入汤中，因此人们走进了"喝汤比吃肉更有营养"这一误区。因为汤中除了水，它的营养主要来自肉、菜及调料中的水溶性营养素和其他营养素，而90%~93%以上的蛋白质仍然会留在肉中，汤中的蛋白质及其分解物质含量不足总量的10%。此外，肉汤中嘌呤含量较高，像痛风病人（其对嘌呤代谢异常）、血中尿酸浓度较高的患者均应少喝肉汤。

　　鸡汤中含有鸡肉蛋白质的浸出物、脂肪、无机盐、维生素和氨基酸，其鲜味主要来自肌肉蛋白质浸出物，对体弱多病、食欲低下者，浸出物引起中枢神经系统兴奋、刺激胃黏膜，并促进胃酸分泌，增加食欲的效果明显，但鸡汤中所含蛋白质仅为鸡肉中蛋白质的7%~12%，大部分蛋白质、维生素、钙、磷、铁等元素仍保留在鸡肉中未被浸出。因此，鸡肉比鸡汤营养价值高。

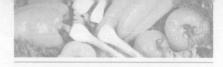

图说食物热量与运动健康

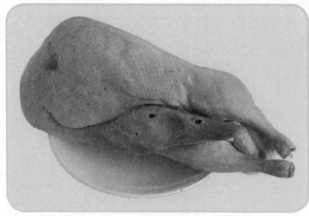

鸭	1585g
能量	2586.7kcal
蛋白质	167.1g
脂肪	212.3g
碳水化合物	2.2g
钠	743.7mg
胆固醇	1013.1mg
能量相当于米饭	22碗
消耗以上能量所需运动时间	
中速步行	821分钟
千步当量数	82

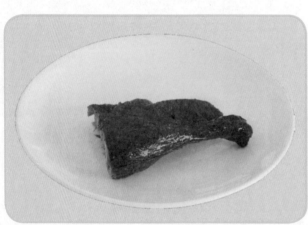

北京烤鸭	100g
能量	348.8kcal
蛋白质	13.3g
脂肪	30.7g
碳水化合物	4.8g
钠	66.4mg
胆固醇	0mg
能量相当于米饭	3碗
消耗以上能量所需运动时间	
中速步行	111分钟
千步当量数	11

不适宜食用鸡汤的病人

　　鸡汤内的脂肪大都为饱和脂肪酸，其消化过程刺激胃酸分泌增加、胆囊收缩，消化后促使胆固醇升高，因此胆道疾病患者、胃溃疡、胃出血患者、高血压高脂血症患者应尽量不要食用鸡汤"进补"，此外，鸡汤中的小分子蛋白质的消化过程增加肾脏负担，急性肾炎、急慢性肾功能不全或尿毒症患者也应谨慎食用。

第十章 乳品类

牛奶	200g
能量	138kcal
蛋白质	6.8g
脂肪	7.8g
碳水化合物	10.2g
钠	70.2mg
胆固醇	2mg
能量相当于米饭	1.2碗
消耗以上能量所需运动时间	
中速步行	44分钟
千步当量数	4

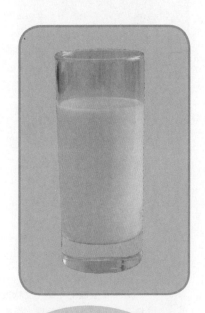

含乳饮料不能代替牛奶

牛奶与含乳饮料营养价值不同，纯牛奶是以牛奶为主原料消毒灭菌制成的，蛋白质含量不低于2.9%，非脂乳固体不低于8.1%。同样酸奶也是以牛奶为主要原料经发酵制成的乳制品，其营养价值都是很高的。

含乳饮料是指以水为主要原料，添加30%～40%的牛奶及甜味剂、香料等制成的饮料。其蛋白质含量不低于0.8%。含乳饮料营养价值不同于纯牛奶，不能代替平衡膳食中的牛奶，但含乳饮料由于其口感风味独特，受到儿童、年轻人的喜欢，可作为一种饮料享用。

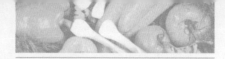
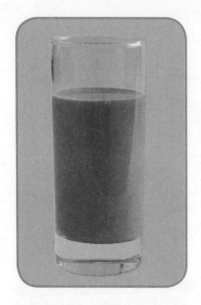

牛奶（巧克力味）	200g
能量	148kcal
蛋白质	4.6g
脂肪	5.6g
碳水化合物	19.8g
钠	72.6mg
胆固醇	2mg
能量相当于米饭	1.3碗
消耗以上能量所需运动时间	
中速步行	47分钟
千步当量数	5

饮牛奶的禁忌

不要空腹喝牛奶：空腹饮牛奶后，牛奶在胃中停留时间较短，不能充分消化，就进入肠道，又促使肠蠕动增加，不能吸收利用就排出体外。饮用牛奶最好与粮谷类食品一起进食，如面包、馒头、饼干等，这样可以增加牛奶在胃肠道的停留时间，以增加牛奶的消化吸收利用。

牛奶不要与柿子、浓茶一起进食：由于浓茶、柿子中含有一种物质叫作鞣酸，其易与牛奶反应，结成团块状，影响消化吸收利用。

如何选择消毒奶和灭菌奶

　　消毒奶的保质期相对较短，并且需要冷藏运输保存，使得此类奶的销售有一定局限性，但营养成分变化不大。灭菌乳可常温存放，并便于销售运输，但灭菌乳营养成分会有一定损失。因此，我们可根据具体情况选择，家居饮用牛奶，有冰箱冷藏储存，可每周购买消毒奶；当外出旅游或无冰箱冷藏储存时，可购买灭菌乳。购买时，我们注意灭菌乳为常温存放，消毒奶需要冷藏储存，可以很方便区分或者详细识别产品标签，上面会注明。

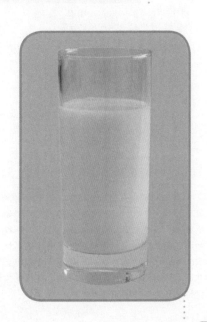

早餐奶	200g
能量	136kcal
蛋白质	4.6g
脂肪	6.2g
碳水化合物	15.4g
钠	129.2mg
胆固醇	10mg
能量相当于米饭	1.2碗
消耗以上能量所需运动时间	
中速步行	43分钟
千步当量数	4

每天应该吃多少奶及奶制品？

　　中国居民膳食指南中建议每天食用奶及奶制品300克，这接近于每天食用下列5项之一：

　　1~2袋/盒纯牛奶（250毫升/袋）

　　1~2盒纯酸牛奶（250毫克/盒）

　　半杯~1杯淡炼乳

　　1/3~2/3杯奶粉

　　25~50克天然奶酪（如切达干酪、瑞士干酪等）

　　70~140克再制奶酪（如早餐奶酪等）

　　按照与鲜奶的蛋白质比计算

　　每天食用奶及奶制品300克，可以获得大约300毫克的钙，相当于人体每日钙需要量的一半，再加上其他食物中获得的钙，就可以满足人体一日所需要的钙元素了。

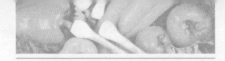
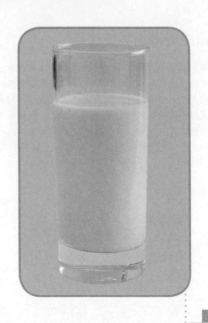

牛奶 (脱脂)	200g
能量	66kcal
蛋白质	5.8g
脂肪	0.4g
碳水化合物	9.6g
钠	234.4mg
胆固醇	4mg
能量相当于米饭	0.6碗
消耗以上能量所需运动时间	
中速步行	21分钟
千步当量数	2

有机奶的好处

　　有机奶包含在有机食品中。有机奶的生产，要求牧场环境无污染、奶牛健康无疾病，并在天然牧场中放养，吃天然牧草，它们所吃的牧草施的也都是天然肥料；在牛奶的后期加工中，也不加入防腐剂、抗生素等物质，产品的配料加工等各个环节全程严格控制并取得国家认证。有机奶来自于自然饲养、不用抗生素的奶牛，因而有机牛奶中不含含有抗生素的成分，饮用后不会产生抗药性。虽然有机牛奶的营养价值高，使用安全性高，但由于生产成本的原因，其价格比普通牛奶要高许多。

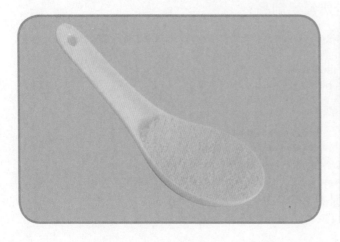

全脂奶粉	5g
能量	25.2kcal
蛋白质	1.2g
脂肪	1.4g
碳水化合物	2g
钠	0mg
胆固醇	0mg
能量相当于米饭	0.2碗
消耗以上能量所需运动时间	
中速步行	8分钟
千步当量数	1

酸奶	100g
能量	72kcal
蛋白质	2.5g
脂肪	2.7g
碳水化合物	9.3g
钠	39.8mg
胆固醇	15g
能量相当于米饭	0.6碗
消耗以上能量所需运动时间	
中速步行	23分钟
千步当量数	2

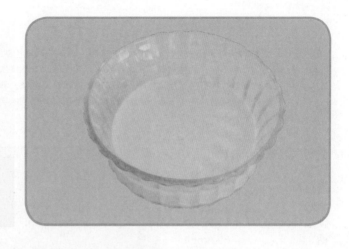

酸奶(脱脂)	100g
能量	57kcal
蛋白质	3.3g
脂肪	0.4g
碳水化合物	10g
钠	27.7mg
胆固醇	18mg
能量相当于米饭	0.5碗
消耗以上能量所需运动时间	
中速步行	18分钟
千步当量数	2

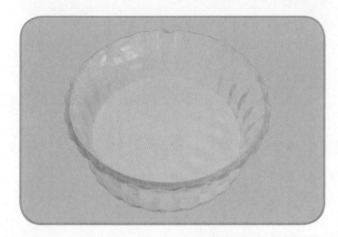

乳酸菌饮料不能代替酸牛奶

　　酸牛奶与乳酸菌饮料营养价值不同。酸牛奶是以牛奶为主要原料经乳酸菌发酵制成的乳制品，其营养价值是很高的，蛋白质含量不低于2.3%。乳酸菌饮料是指以水为主要原料，添加30%～40%的牛奶，经乳酸菌发酵制成的饮料，蛋白质含量不低于1.0%。乳酸菌饮料营养价值不如酸牛奶，但具有良好的口感，独特的风味。因此，人们购买时请仔细查看产品名称是酸牛奶还是乳酸菌饮料，有时部分乳酸菌饮料会印成"酸牛奶乳饮品"，并将饮品二字印得很小。还有一个小窍门是看产品的配料表，酸牛乳的配料表主要是牛奶，而乳酸菌饮料的配料表中有水。

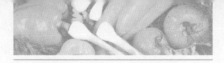

常吃酸奶好处多

　　酸奶是以牛奶或复原乳为原料，脱脂、部分脱脂或不脱脂，经乳酸菌发酵制成的产品。其营养丰富，清凉爽口，易消化吸收，常吃酸奶有益健康。酸奶可以帮助消化，对便秘和细菌性腹泻有一定预防作用。酸奶中含有活性乳酸菌，活性乳酸菌能将乳糖发酵产生乳酸，使肠道内酸度增高从而抑制腐败菌的繁殖，并且可以调节肠道菌群，促进营养物质的消化吸收。

酸奶（调味）	100g
能量	88kcal
蛋白质	3g
脂肪	3.2g
碳水化合物	11.9g
钠	69.6mg
胆固醇	0mg
能量相当于米饭	0.8碗
消耗以上能量所需运动时间	
中速步行	28分钟
千步当量数	3

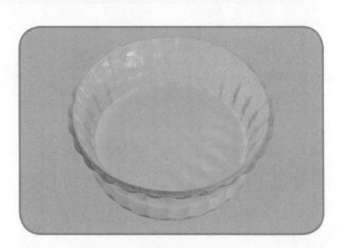

酸奶一定要在低温（0～4℃）下保存

　　温度过高会造成乳酸菌及其他益生菌的失活，造成因保存不当酸奶变质。酸奶不能加热饮用。

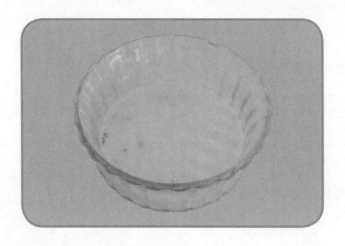

酸奶（果粒）	100g
能量	97kcal
蛋白质	3.3g
脂肪	2.9g
碳水化合物	14.6g
钠	53.8mg
胆固醇	0mg
能量相当于米饭	0.8碗
消耗以上能量所需运动时间	
中速步行	31分钟
千步当量数	3

第十章 乳品类

一些人喝牛奶会产生腹部不适的原因

牛奶营养丰富，但是部分人食用一定量的牛奶后会感到腹部不适，肚子咕咕响，又痛又胀，甚至伴有腹泻。这就是通常所说的"乳糖不耐症"，其原因是由于这些人小肠中的乳糖酶活性低，不能完全分解牛奶中的乳糖。乳糖在大肠内发酵分解产生水、二氧化碳和乳酸。二氧化碳是气体，可导致肠鸣，所以肚子咕咕作响；乳酸不易被人体吸收，因此引起腹胀、腹泻等症状。每个人的乳糖酶的活性高低不同，多是由于遗传决定的。乳糖不耐症的人可以饮用添加了乳糖酶的牛奶，其在加工中已经将乳糖分解，乳糖不耐症的人饮用后就不会出现腹胀、腹泻的症状了。另外，乳糖不耐症的人可以饮用酸奶或食用奶酪，酸奶和奶酪是已经发酵的乳制品，乳糖含量已经减少，营养成分并无损失。

奶酪	17g
能量	55.8kcal
蛋白质	4.4g
脂肪	4g
碳水化合物	0.6g
钠	99.4mg
胆固醇	1.9mg
能量相当于米饭	0.5碗
消耗以上能量所需运动时间	
中速步行	18分钟
千步当量数	2

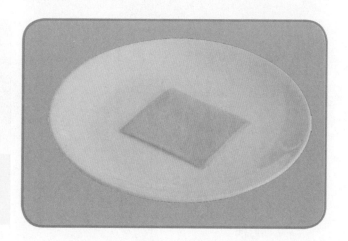

奶酪的营养好在哪？

欧洲传统的饮食奶酪，无论是营养价值还是价格来讲它都是乳制品中的"高端产品"。全球奶酪的品种超过2000种，著名品种为400余种，如切达干酪（cheddar cheese）、瑞士干酪（Swiss cheese）、农家干酪（cottage cheese）、荷兰干酪（Gouda cheese）等。在低温（1～6℃）控湿下，未经加工的原干酪，一般可保存2～3个月，而再制干酪的保存期6～15个月均有。奶酪食用时需提前30分钟从冰箱取出，使之恢复原有的柔软度，这样食用口感会更佳。奶酪也称为干酪，指牛乳经巴氏杀菌、添加剂和凝乳酶凝固、排除乳清、成型、发酵等过程而制成的食品，包括原干酪、再制干酪两类。奶酪营养价值很高，富含蛋白质和钙，就钙含量比较，250毫升牛奶＝250毫升酸奶＝40克奶酪。由于奶酪生产工艺中的发酵过程，使得奶酪中的钙很容易被吸收，对于孕妇、生长发育旺盛的儿童、青少年，奶酪是很好的食品之一。此外，奶酪在制作去除乳清过程中，也会将大部分乳糖去除，对于乳糖不耐症患者，奶酪含有乳糖较少，是一种可以很好消化吸收的乳制品。但同时，奶酪的热能和脂肪含量也较高，多吃容易发胖。

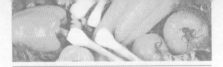

图说食物热量与运动健康

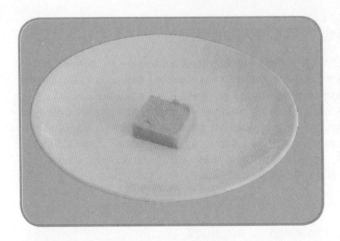

奶油	20g
能量	175.8kcal
蛋白质	0.1g
脂肪	19.4g
碳水化合物	0.2g
钠	53.6mg
胆固醇	41.8mg
能量相当于米饭	1.5碗

消耗以上能量所需
运动时间

中速步行	56分钟
千步当量数	6

全脂甜炼乳	10g
（雀巢）	
能量	38kcal
蛋白质	0.8g
脂肪	1g
碳水化合物	6.5g
钠	8.9mg
胆固醇	0.7mg
能量相当于米饭	0.3碗

消耗以上能量所需
运动时间

中速步行	12分钟
千步当量数	1

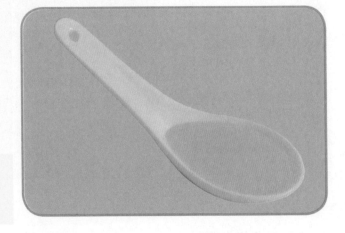

第十一章 蛋类

鸡蛋	66g
能量	83.6kcal
蛋白质	7.7g
脂肪	5.1g
碳水化合物	1.6g
钠	76.4mg
胆固醇	339.8mg
能量相当于米饭	0.7碗
消耗以上能量所需 运动时间	
中速步行	27分钟
千步当量数	3

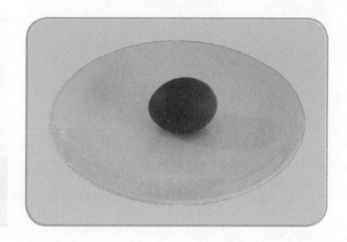

 一天吃几个鸡蛋合适？

我们先了解一下蛋类的营养价值和营养结构。蛋类所含丰富的蛋白质氨基酸很接近人体所需要的比例，营养价值很高。脂肪主要存在于蛋黄中，蛋黄中还含有丰富的磷脂、卵磷脂、胆固醇及钙、磷、铁、锌、硒等矿物质。建议健康成年人每日进食1个鸡蛋；产妇为补充营养、促进泌乳，每日进食2个鸡蛋；老年人可以隔一天进食1个鸡蛋；高胆固醇血症患者为减少胆固醇等的摄入，可以隔一天进食1个鸡蛋或每天进食1个蛋清。不要进食过量，否则易造成胃肠道及肾脏负担的加重及营养素的浪费。

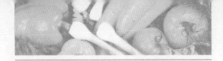

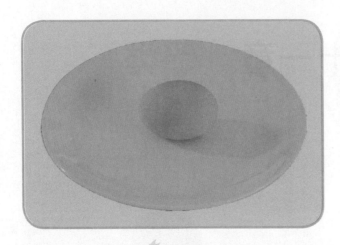

鸭蛋	76g
能量	119kcal
蛋白质	8.3g
脂肪	8.6g
碳水化合物	2g
钠	70.1mg
胆固醇	373.6mg
能量相当于米饭	1碗
消耗以上能量所需 运动时间	
中速步行	38分钟
千步当量数	4

鸡蛋与胆固醇——吃蛋黄胆固醇会升高吗？

每个鸡蛋含有约为213毫克胆固醇，营养学研究已经证实，正常人每日摄入一个鸡蛋黄不会造成胆固醇升高，但是很多人依旧会因惧怕胆固醇对鸡蛋望而却步。那么我们就先了解一下胆固醇的奥秘吧！

胆固醇也是有好有坏的，好的如高密度脂蛋白胆固醇（HDL-C），可以将血液中的胆固醇转运到肝脏储存，起到清理血管的作用；坏的如低密度脂蛋白胆固醇（LDL-C），多余的低密度脂蛋白胆固醇会在血管中堆积形成斑块，容易堵塞血管，引起心肌梗死、脑梗死等危及生命。人体中的胆固醇不都是来自饮食摄入，只有30%是来自膳食，其余70%是来自人体自身合成。而有的素食者也有高血脂的原因，就在于这类人体内胆固醇代谢失调，合成大于分解造成的——使得胆固醇在血液中的浓度增加，进而血脂升高。其实这些不都是"饮食惹的祸"。

为防止从膳食中摄入过多的胆固醇，我们正常成年人每日从膳食中摄入的胆固醇不要超过300毫克，老年人及高血脂患者每日从膳食中摄入的胆固醇不要超过200毫克，血脂偏高人群中老年人每日不要进食超过一个鸡蛋，以避免膳食摄入过多胆固醇。

鹌鹑蛋	10g
能量	13.8kcal
蛋白质	1.1g
脂肪	1g
碳水化合物	0.2g
钠	9.2mg
胆固醇	44.3mg
能量相当于米饭	0.1碗
消耗以上能量所需运动时间	
中速步行	4分钟
千步当量数	0

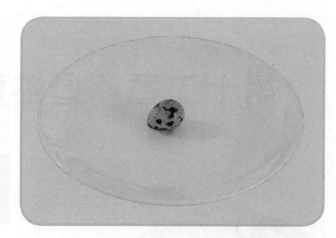

鸡蛋怎么烹调更有营养

　　鸡蛋的吃法有很多种，如煎、烤、炒、蒸、煮等，由于烹调时间、加热温度不同，它的消化吸收利用率也是不同的。煎荷包蛋由于温度过高会使蛋白焦糊，不宜消化吸收，同时蛋中的维生素B_1、维生素B_2分别损失15%、20%，叶酸损失可高达65%。蒸、煮、炒蛋的营养损失较小，又可以杀灭沙门氏菌，破坏抗胰蛋白酶和抗生素等。因此，烹调方法最好为蒸、煮、炒蛋，这样营养损失小又卫生。

松花蛋	95g
能量	146.2kcal
蛋白质	12.1g
脂肪	9.1g
碳水化合物	3.8g
钠	464mg
胆固醇	519.8mg
能量相当于米饭	1.3碗
消耗以上能量所需运动时间	
中速步行	46分钟
千步当量数	5

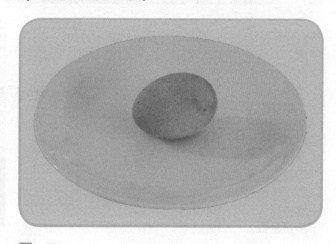

吃松花蛋要放姜、醋汁

　　松花蛋大多用鸭蛋腌制，因而带有水草腥味；而且在腌制过程中加入茶叶、石灰、碱等，以致有儿茶酚、氢氧化钠等碱性物质；同时蛋白质分解产生的氨气使松花蛋有一种咸涩味。鲜姜含有姜辣素，米醋中含有有机酸。姜辣素和有机酸能够去除腥味，中和蛋白质体中含有的碱性物质，除去咸涩味。而且用姜末和米醋配成的姜醋汁，能促进胃液分泌，增强肠道蠕动，具有促进食欲，帮助消化的作用。因此，吃松花蛋放姜醋汁是很有道理的。

第十二章 鱼虾蟹贝类

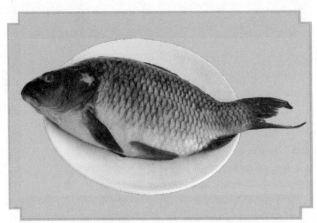

鲤鱼	632g
能量	372kcal
蛋白质	60.1g
脂肪	14g
碳水化合物	1.7g
钠	183.3mg
胆固醇	286.7mg
能量相当于米饭	3.2碗

消耗以上能量所需运动时间	
中速步行	118分钟
千步当量数	12

草鱼	912g
能量	597.7kcal
蛋白质	87.8g
脂肪	27.5g
碳水化合物	0g
钠	243.3mg
胆固醇	454.9mg
能量相当于米饭	5.2碗

消耗以上能量所需运动时间	
中速步行	190分钟
千步当量数	19

螃蟹宜蒸不宜煮

日常生活中我们烹调螃蟹，有的人喜欢蒸着吃，有人喜欢煮着吃，但是这有区别吗？

蒸煮之间确实有区别，煮制螃蟹会将蟹黄和蟹膏中的营养物质溶于水中，造成营养成分的损失，降低螃蟹的鲜美度和风味，螃蟹的内脏物质溶于水中容易污染蟹肉；蒸制螃蟹时蒸汽温度高于开水温度，蒸熟螃蟹所用时间较短，且不会有营养物质损失，可以彻底杀灭螃蟹中的微生物。

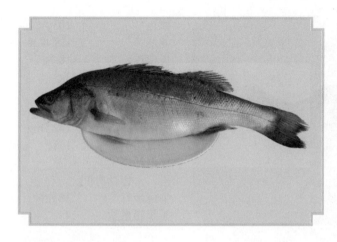

鲈鱼	990g
能量	602.9kcal
蛋白质	106.8g
脂肪	19.5g
碳水化合物	0g
钠	827.4mg
胆固醇	493.8mg
能量相当于米饭	5.2碗
消耗以上能量所需运动时间	
中速步行	191分钟
千步当量数	19

罗非鱼	326g
能量	175.7kcal
蛋白质	33g
脂肪	2.7g
碳水化合物	5g
钠	35.5mg
胆固醇	139.9mg
能量相当于米饭	1.5碗
消耗以上能量所需运动时间	
中速步行	56分钟
千步当量数	6

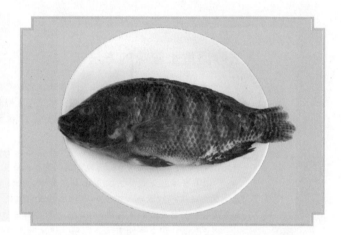

吃海鲜喝啤酒易引发痛风

　　炎热的夏日，人们喜欢喝点啤酒来解暑；夏季海鲜丰富、味道鲜美，有些人喜欢就着海鲜喝啤酒，认为鲜美无比。殊不知，大量的啤酒配海鲜会引发痛风。因为大多数海产品为高蛋白、低脂肪，含有丰富的嘌呤核苷酸，而啤酒含有的维生素B_1，可催化嘌呤核苷酸分解，使人体内产生过多的尿酸，破坏人体代谢平衡，尿酸如不及时排出体外，在体内蓄积会在关节位置出现红肿、疼痛、甚至发热等症状，长此以往会损害关节，阻碍运动，影响我们的身体健康。

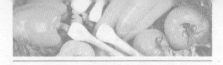

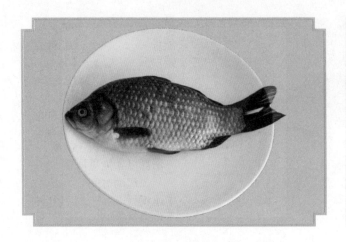

鲫鱼	203g
能量	118.4kcal
蛋白质	18.7g
脂肪	3g
碳水化合物	4.2g
钠	45.2mg
胆固醇	142.5mg
能量相当于米饭	1碗
消耗以上能量所需运动时间	
中速步行	38分钟
千步当量数	4

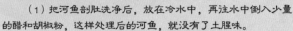

去除河鱼土腥味的方法

鱼类是人们比较喜欢的食品，很多淡水鱼如鲤鱼、草鱼、鲢鱼等富含丰富蛋白质，营养价值高，味道也很鲜美，易被人体消化吸收。但是这些鱼类往往带有土腥味。下面介绍几种去掉土腥味的方法：

（1）把河鱼剖肚洗净后，放在冷水中，再注水中倒入少量的醋和胡椒粉，这样处理后的河鱼，就没有了土腥味。

（2）可用25克盐和2500克水制成盐水，把活鱼泡在盐水里，盐水通过两鳃浸入血液，一小时后，土腥味就可以消失。如果是死鱼，放在盐水里泡两个小时，也可去掉土腥味。

（3）鲤鱼背上两侧有两条白筋，这是制造特殊腥气的东西，宰杀时注意把这两条白筋抽掉，做熟以后就没有腥气了。

（4）宰杀时，将鱼的血液尽量冲洗干净，烹调时再加入葱、姜、蒜、料酒、醋等调料，土腥味基本上可以去除。

（5）把鱼放进温茶水中泡洗去腥。一般一条500～1000克的鱼，用浓茶一杯兑成淡茶水，把鱼放在淡茶水中浸泡5～10分钟，腥味便会消失。

黄鱼	444g
能量	284.2kcal
蛋白质	51.9g
脂肪	7.3g
碳水化合物	2.3g
钠	352.5mg
胆固醇	252mg
能量相当于米饭	2.5碗

消耗以上能量所需运动时间	
中速步行	90分钟
千步当量数	9

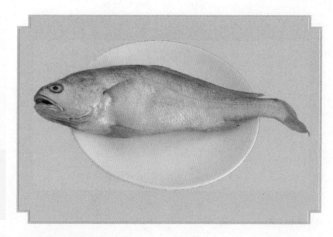

鲳鱼	250g
能量	245kcal
蛋白质	32.4g
脂肪	12.8g
碳水化合物	0
钠	109.4mg
胆固醇	134.8mg
能量相当于米饭	2.1碗

消耗以上能量所需运动时间	
中速步行	74分钟
千步当量数	7

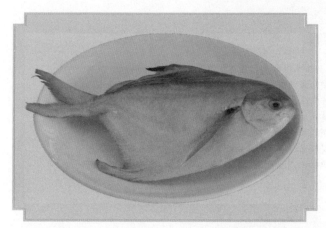

鳕鱼	157g
能量	62.2kcal
蛋白质	14.4g
脂肪	0.4g
碳水化合物	0.4g
钠	92.1mg
胆固醇	80.5mg
能量相当于米饭	0.5碗

消耗以上能量所需运动时间	
中速步行	20分钟
千步当量数	2

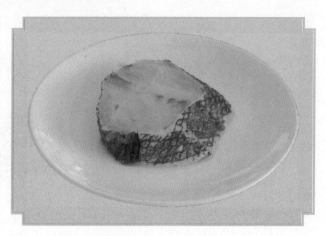

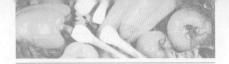
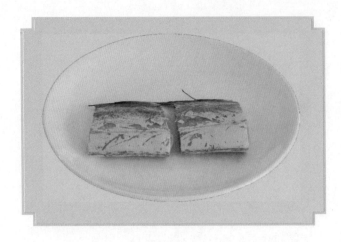

带鱼	100g
能量	75.6kcal
蛋白质	12.3g
脂肪	2.9g
碳水化合物	0g
钠	172.5mg
胆固醇	36.4mg
能量相当于米饭	0.7碗
消耗以上能量所需运动时间	
中速步行	24分钟
千步当量数	2

不要去除带鱼的鳞膜

很多人都喜欢吃带鱼，其味道鲜美，营养价值高，并且易于存放。但有些人在清洗带鱼时，要将带鱼鱼体表面的银白色鳞膜刮掉，觉得这样可以去除腥味，卫生干净且美观。其实这层银白色的鳞膜是有很高的营养价值和药用价值。带鱼身上的鳞退化成体表的一层银色的鳞膜，带鱼的脂肪主要存在带鱼的皮下和银色的鳞膜中，带鱼脂肪中含有丰富的磷脂，磷脂能促进大脑发育，增强记忆力，还可以起到保护肝脏和心脏的作用。实际上带鱼的鳞膜本身没有腥味，因此，我们在清洗带鱼时，不必将鳞膜去除，这样我们就不会丢失这么好的营养物质了。

烤鱼片	20g
能量	60.6kcal
蛋白质	9.2g
脂肪	0.7g
碳水化合物	4.4g
钠	464.1mg
胆固醇	61.4mg
能量相当于米饭	0.5碗
消耗以上能量所需运动时间	
中速步行	19分钟
千步当量数	2

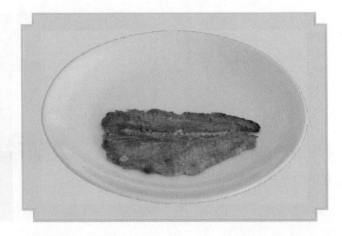

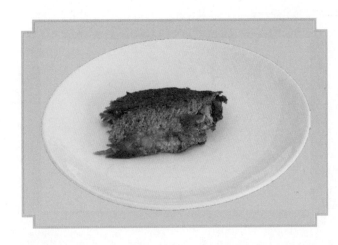

鲮鱼	50g
能量	236kcal
蛋白质	12.8g
脂肪	16.6g
碳水化合物	9g
钠	645.9mg
胆固醇	12.5mg
能量相当于米饭	2碗
消耗以上能量所需 运动时间	
中速步行	75分钟
千步当量数	7

对虾	89g
能量	50.5kcal
蛋白质	10.1g
脂肪	0.4g
碳水化合物	1.5g
钠	89.7mg
胆固醇	104.8mg
能量相当于米饭	0.4碗
消耗以上能量所需 运动时间	
中速步行	16分钟
千步当量数	2

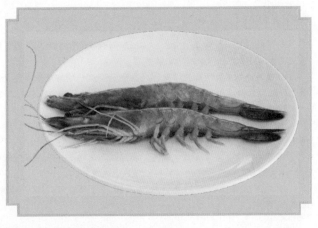

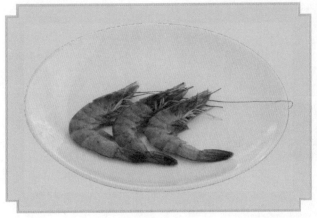

海虾	50
能量	20.1kcal
蛋白质	4.3g
脂肪	0.2g
碳水化合物	0.4g
钠	77.1mg
胆固醇	29.8mg
能量相当于米饭	0.2碗
消耗以上能量所需 运动时间	
中速步行	6分钟
千步当量数	1

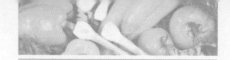

虾皮	20g
能量	30.6k cal
蛋白质	6.1g
脂肪	0.4g
碳水化合物	0.5g
钠	1011.5mg
胆固醇	85.6mg
能量相当于米饭	0.3碗
消耗以上能量所需 运动时间	
中速步行	10分钟
千步当量数	1

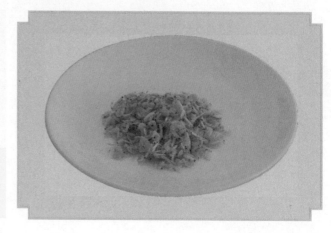

虾皮的保存

新鲜的虾皮一般都是淡黄色，买回家后存放一两个月后，颜色变化为粉红色，并伴有一种刺鼻的氨味，这样的虾皮已经变质不可以再吃了。

虾皮为什么会变质？主要是因为买到的虾皮一般都是没有完全干透的，在常温储存下，虾皮中的蛋白质经过微生物作用，会分解产生胺和氨气，这就是腥臭气和刺激味道的来源。

虾皮保存的窍门：

晒干的虾皮，手摸上去感到潮湿，多为散装，含水率较高，容易受潮变质。买回来以后必须放在冰箱内保存，长期储存需要冷冻。

烘干的虾皮，看上去表皮发亮，多经过高温烘干并使用真空密封包装，其含水率较低。在打开包装后，由于接触到空气，还是要放在冰箱内低温保存。

注意虾皮每次使用后要再放回冰箱。这样就可以减少微生物的作用，减缓蛋白质的分解，延长保存期。

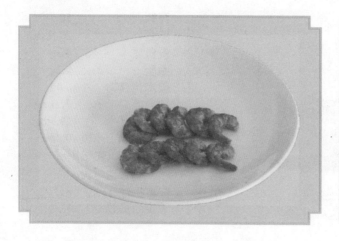

虾米	30g
能量	59.4kcal
蛋白质	13.1g
脂肪	0.8g
碳水化合物	0g
钠	1467.6mg
胆固醇	157.5mg
能量相当于米饭	0.5碗
消耗以上能量所需 运动时间	
中速步行	19分钟
千步当量数	2

虾仁　　　　　　50g
能量　　　　　　24kcal
蛋白质　　　　　5.2g
脂肪　　　　　　0.4g
碳水化合物　　　0g
钠　　　　　　　136.1mg
胆固醇　　　　　0mg
能量相当于米饭　0.2碗
　消耗以上能量所需
　　运动时间
中速步行　　　　8分钟
千步当量数　　　1

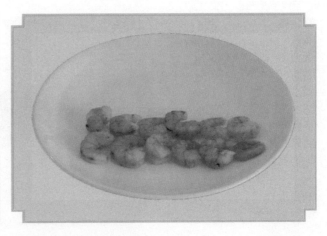

河蟹　　　　　　100g
能量　　　　　　43.3kcal
蛋白质　　　　　7.4g
脂肪　　　　　　1.1g
碳水化合物　　　1g
钠　　　　　　　81.3mg
胆固醇　　　　　112.1mg
能量相当于米饭　0.4碗
　消耗以上能量所需
　　运动时间
中速步行　　　　14分钟
千步当量数　　　1

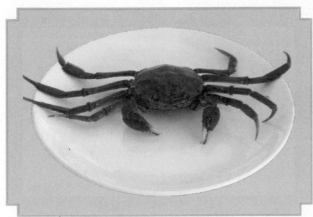

不能吃死河蟹、死元鱼（鳖）、死鳝鱼

　　由于河蟹、元鱼（鳖）、鳝鱼活着时肌肉中都含有较多的组氨酸，从而构成肉质的鲜美味道。但是，这种成分很不稳定，特别是其死了以后，极易被含组氨酸脱羧酶的细菌作用脱羧、分解产生有毒的组胺。随着死亡时间的延长，温度的升高，组胺的累积也会增多，毒性就会增大。组胺具有刺激心血管系统及神经系统的作用，能促使毛细血管扩张充血，增高毛细血管通透性，使血浆进入组织，血液浓缩，血压下降，心率加快。所以人食用后会出现头晕、胸闷、呼吸急促、水肿等中毒现象。因此这三种水产品死后是不能食用的。

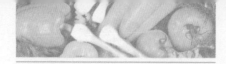

图说食物热量与运动健康

蟹足棒	58g
能量	71.3kcal
蛋白质	5.2g
脂肪	0.3g
碳水化合物	11.9g
钠	720.4mg
胆固醇	9.9mg
能量相当于米饭	0.6碗

消耗以上能量所需运动时间	
中速步行	23分钟
千步当量数	2

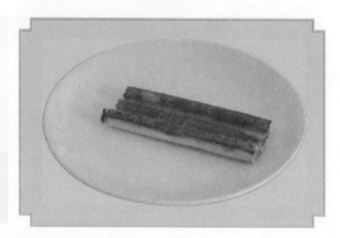

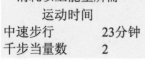

扇贝	77g
能量	16.2kcal
蛋白质	3g
脂肪	0.2g
碳水化合物	0.7g
钠	91.4mg
胆固醇	37.7mg
能量相当于米饭	0.1碗

消耗以上能量所需运动时间	
中速步行	5分钟
千步当量数	1

海参	30g
能量	23.4kcal
蛋白质	5g
脂肪	0.1g
碳水化合物	0.8g
钠	150.9mg
胆固醇	15.3mg
能量相当于米饭	0.2碗

消耗以上能量所需运动时间	
中速步行	7分钟
千步当量数	1

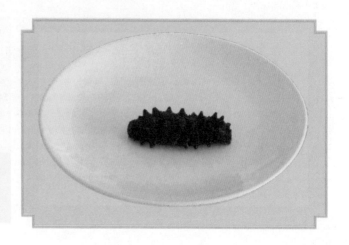

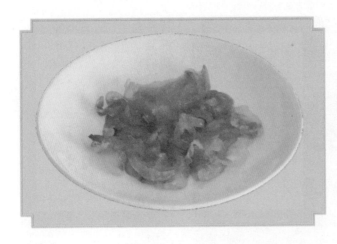

海蜇皮	180g
能量	59.4kcal
蛋白质	6.7g
脂肪	0.5g
碳水化合物	6.8g
钠	585mg
胆固醇	14.4mg
能量相当于米饭	0.5碗

消耗以上能量所需
运动时间

中速步行	19分钟
千步当量数	2

墨鱼	380g
能量	217.6kcal
蛋白质	39.9g
脂肪	2.4g
碳水化合物	8.9g
钠	433.9mg
胆固醇	592.6mg
能量相当于米饭	1.9碗

消耗以上能量所需
运动时间

中速步行	69分钟
千步当量数	7

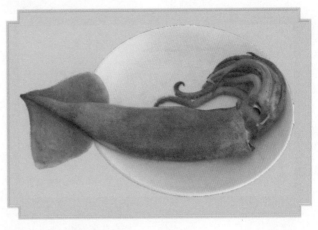

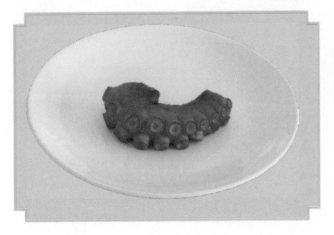

章鱼	72g
能量	37.4kcal
蛋白质	7.6g
脂肪	0.3g
碳水化合物	1g
钠	207.4mg
胆固醇	82.1mg
能量相当于米饭	0.3碗

消耗以上能量所需
运动时间

中速步行	12分钟
千步当量数	1

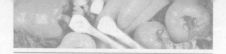

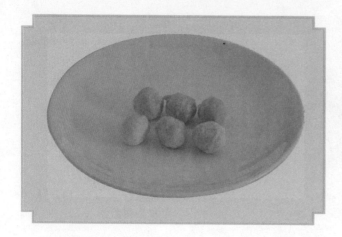

墨鱼丸	50g
能量	64kcal
蛋白质	6.7g
脂肪	2.4g
碳水化合物	4g
钠	412.6mg
胆固醇	16mg
能量相当于米饭	0.6碗
消耗以上能量所需运动时间	
中速步行	20分钟
千步当量数	2

第十三章 婴幼儿食品

	土豆泥	1.8g
	（最小勺）	
	能量	1.2kcal
	蛋白质	0g
	脂肪	0g
	碳水化合物	0.3g
	维生素A	0.1μgRE
	维生素C	0.4mg
	能量相当于米饭	0碗
	消耗以上能量所需	
	运动时间	
	中速步行	0分钟
	千步当量数	0

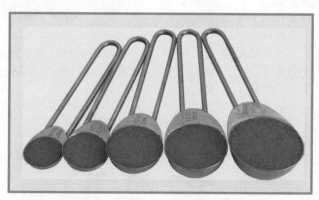

容皿	1.25mL	2.5mL	5mL	10mL	15mL
重量	1.8g	3g	5.7g	9.3g	14g

（从左至右）

母乳喂养好

　　婴儿是人一生中发育最快的时期，合理喂养对其成长非常重要。母乳是婴儿最优良、均衡、营养齐全的食物，可满足婴儿从出生到 6 个月内的全部营养需求。母乳喂养 6 个月后逐步添加辅助食品。提倡、鼓励和支持母乳喂养是全社会的责任。

　　中国营养学会编著的《中国居民膳食指南》中建议：

　　首先，母乳有很高的营养价值，其提供的能量和各种营养素的种类及数量，比牛乳、羊乳更适合婴幼儿生长发育的需求，利于婴幼儿消化吸收利用，并且不增加婴儿未成熟的肾脏负担。比如，母乳中含有较多的牛磺酸可以满足婴儿脑组织发育的需要；母乳中含有丰富的人体必需脂肪酸，对婴儿脑组织及视网膜的发育有很大的益处。

　　其次，母乳中含有多种生物活性物质，如特异性免疫物质和非特异性免疫物质，可以提高婴儿对疾病的抵抗能力，使婴儿远离消化道和呼吸道疾病，减少婴儿感冒腹泻的发生。

　　最后，只要母亲健康及合理营养，母乳既方便又卫生，也是婴儿喂养的最好的选择。

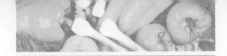

图说食物热量与运动健康

甘薯泥	1.6g
(最小勺)	
能量	1.6kcal
蛋白质	0g
脂肪	0g
碳水化合物	0.4g
维生素A	2μgRE
维生素C	0.4mg
能量相当于米饭	0碗

消耗以上能量所需运动时间	
中速步行	0分钟
千步当量数	0

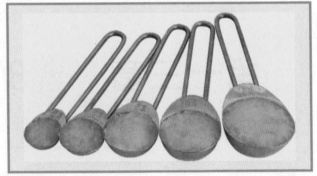

容皿	1.25mL	2.5mL	5mL	10mL	15mL
重量	1.6g	2.9g	5.9g	9.2g	15g

（从左至右）

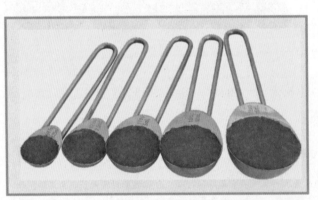

容皿	1.25mL	2.5mL	5mL	10mL	15mL
重量	1.8g	3g	5.8g	10g	15.8g

（从左至右）

胡萝卜泥	1.8g
(最小勺)	
能量	0.7kcal
蛋白质	0g
脂肪	0g
碳水化合物	0.2g
维生素A	12.4μgRE
维生素C	0.2mg
能量相当于米饭	0碗

消耗以上能量所需运动时间	
中速步行	0分钟
千步当量数	0

如何安全食用果冻

　　在给儿童喂食果冻时，应先将果冻分成小块，在儿童独自食用时，要告诫其不要一口吞下。一旦发现儿童食用果冻被噎住，应及时把孩子头朝下提起，轻拍孩子背部，设法将卡在气管的果冻取出来，并以最快的速度，送往医院抢救。提醒家长谨慎购买小型杯装果冻产品。

苹果泥	1.6g
能量	0.9kcal
蛋白质	0g
脂肪	0g
碳水化合物	0.2g
维生素A	0μgRE
维生素C	0mg
能量相当于米饭	0碗

消耗以上能量所需 运动时间	
中速步行	0分钟
千步当量数	0

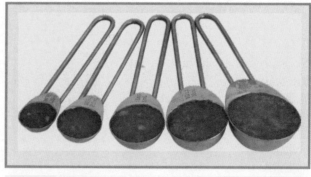

容皿	1.25mL	2.5mL	5mL	10mL	15mL
重量	1.8g	3g	5.8g	10g	15.8g

（从左至右）

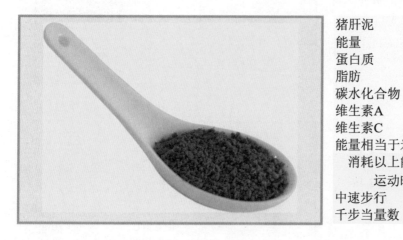

猪肝泥	5g
能量	9.5kcal
蛋白质	1.4g
脂肪	0.3g
碳水化合物	0.4g
维生素A	365.4μgRE
维生素C	1.5mg
能量相当于米饭	0.1碗

消耗以上能量所需 运动时间	
中速步行	3分钟
千步当量数	0

鸡蛋虽好，喂宝宝吃也要有个度

　　鸡蛋富含优质蛋白，是宝宝较早添加的辅助食品之一，但是并非让宝宝吃得越多就越好。例如：妈妈觉得鹌鹑蛋小，蛋黄细嫩，很适合喂宝宝吃。如果一岁的宝宝一次吃4~5个蛋黄，一天吃2次，这样宝宝就吃了过多的蛋黄。5个鹌鹑蛋黄相当于1个鸡蛋黄，宝宝一天就吃10个相当于两个鸡蛋黄，如此超量食用就会造成婴儿腹胀便秘等问题。

　　6个月内宝宝纯母乳喂养。6个月后应从给宝宝添加1/4个蛋黄开始，让宝宝逐步适应，逐渐增量，如果宝宝适应良好不过敏，可逐渐过渡到整个鸡蛋。1岁~1岁半的宝宝，每日摄入1个蛋黄。1岁半~2岁的宝宝，隔日摄入1个整蛋。2岁以后的宝宝每日可以摄入1个整蛋。

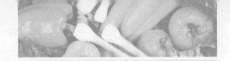

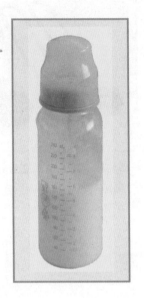

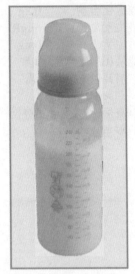

婴儿配方奶粉　　22.7g
加150mL水冲调
能量　　　　　　115.1kcal
蛋白质　　　　　2.8g
脂肪　　　　　　5.9g
碳水化合物　　　12.8g
维生素A　　　　122.6μgRE
维生素C　　　　11.6mg
能量相当于米饭　1碗
　消耗以上能量所需
　　运动时间
中速步行　　　　37分钟
千步当量数　　　4

幼儿奶粉　　　　　29g
加180mL水冲调
能量　　　　　　131.7kcal
蛋白质　　　　　4.6g
脂肪　　　　　　4.6g
碳水化合物　　　18g
维生素A　　　　109.6μgRE
维生素C　　　　15.7mg
能量相当于米饭　1.1碗
　消耗以上能量所需
　　运动时间
中速步行　　　　42分钟
千步当量数　　　4

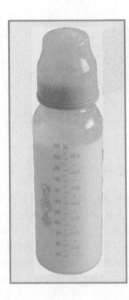

较大婴儿配方奶粉　33g
加210mL水冲调
能量　　　　　　153.1kcal
蛋白质　　　　　6.7g
脂肪　　　　　　6.3g
碳水化合物　　　17.4g
维生素A　　　　188.1μgRE
维生素C　　　　0mg
能量相当于米饭　1.3碗
　消耗以上能量所需
　　运动时间
中速步行　　　　49分钟
千步当量数　　　5

鸡蛋黄（熟）	16g
能量	52.5kcal
蛋白质	2.4g
脂肪	4.5g
碳水化合物	0.5g
钠	70.1mg
胆固醇	241.6mg
能量相当于米饭	0.5碗
消耗以上能量所需运动时间	
中速步行	17分钟
千步当量数	2

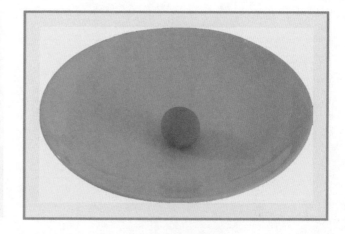

鸡蛋羹（熟）	107g
能量	78.6kcal
蛋白质	7.3g
脂肪	4.8g
碳水化合物	1.5g
钠	71.7mg
胆固醇	319.2mg
能量相当于米饭	0.7碗
消耗以上能量所需运动时间	
中速步行	25分钟
千步当量数	2

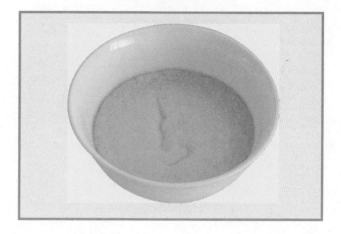

断奶期合理添加辅食

　　母乳喂养 6 个月以后，婴儿迅速生长发育，单纯的母乳已不能完全满足他的需要，因此，婴儿进入一个较长地断奶过渡期，我们添加辅助食品应该从少量到适量，从一种到多种，及时地、循序渐进地为婴儿添加辅助食物。但要注意尽量减少添加盐和味精等调味品，以免增加婴儿的肾脏负担。

　　婴儿6～7个月时可添加：蛋黄、粥、果泥、菜泥、鱼泥等泥糊状食物。

　　婴儿8～9个月时可添加：全蛋、面条、果泥、菜泥、肝泥、饼干等软固体食物。

　　婴儿10～12个月时可添加：稀饭、面包、馒头、碎菜、肉末等固体食物。

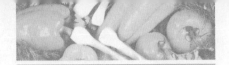

图说食物热量与运动健康

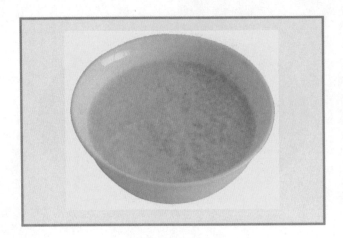

米粉	25g
能量	94kcal
蛋白质	1.5g
脂肪	0.6g
碳水化合物	21g
维生素A	75μgRE
维生素C	8.8mg
能量相当于米饭	0.8碗

消耗以上能量所需运动时间	
中速步行	30分钟
千步当量数	3

第十四章　小吃、甜饼

驴打滚	63g
能量	122.2kcal
蛋白质	5.2g
脂肪	0.1g
碳水化合物	26.3g
钠	121.2mg
膳食纤维	1.2g
能量相当于米饭	1.1碗
消耗以上能量所需运动时间	
中速步行	39分钟
千步当量数	4

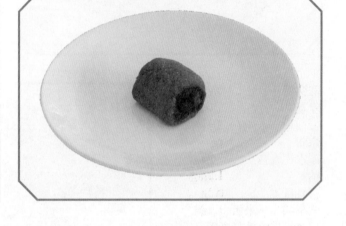

炸糕	130
能量	364kcal
蛋白质	7.9g
脂肪	16g
碳水化合物	48.5g
钠	125.6mg
膳食纤维	1.6g
能量相当于米饭	3.1碗
消耗以上能量所需运动时间	
中速步行	116分钟
千步当量数	12

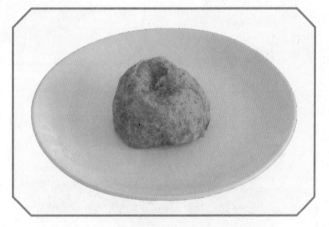

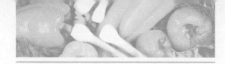

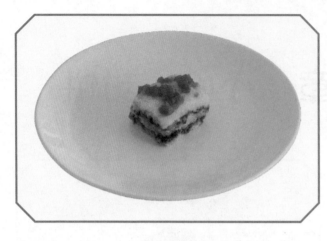

年糕	74g
能量	114kcal
蛋白质	2.4g
脂肪	0.4g
碳水化合物	25.7g
钠	41.7mg
膳食纤维	0.6g
能量相当于米饭	1碗

消耗以上能量所需运动时间

中速步行	36分钟
千步当量数	4

艾窝窝	70g
能量	133kcal
蛋白质	3g
脂肪	0g
碳水化合物	30.4g
钠	1.2mg
膳食纤维	0.2g
能量相当于米饭	1.1碗

消耗以上能量所需运动时间

中速步行	42分钟
千步当量数	4

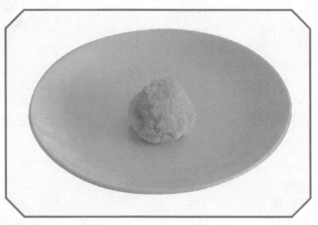

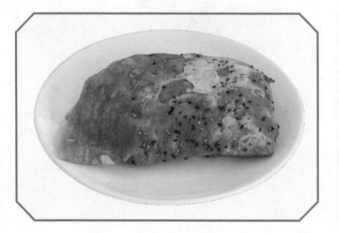

煎饼	223g
能量	749.3kcal
蛋白质	16.9g
脂肪	1.6g
碳水化合物	186.9g
钠	190.7mg
膳食纤维	20.3g
能量相当于米饭	6.5碗

消耗以上能量所需运动时间

中速步行	238分钟
千步当量数	24

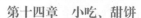

焦圈	16g
能量	84.8kcal
蛋白质	1.1g
脂肪	5.6g
碳水化合物	7.8g
钠	1.2mg
膳食纤维	0.3g
能量相当于米饭	0.7碗

消耗以上能量所需运动时间	
中速步行	27分钟
千步当量数	3

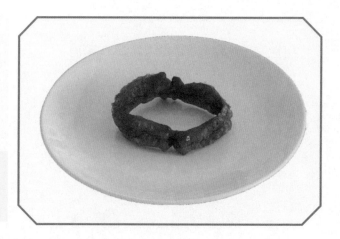

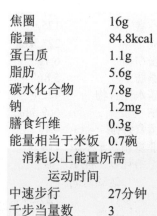

蜜麻花	95g
能量	348.7kcal
蛋白质	4.6g
脂肪	10.5g
碳水化合物	60g
钠	343.4mg
膳食纤维	0.9g
能量相当于米饭	3碗

消耗以上能量所需运动时间	
中速步行	111分钟
千步当量数	11

豌豆黄	70g
能量	93.1kcal
蛋白质	5.3g
脂肪	0.4g
碳水化合物	18.7g
钠	106.2mg
膳食纤维	1.5g
能量相当于米饭	0.8碗

消耗以上能量所需运动时间	
中速步行	30分钟
千步当量数	3

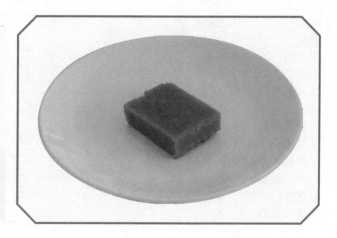

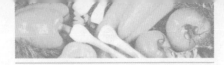

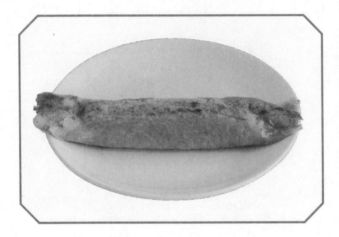

春卷	125g
能量	227.5kcal
蛋白质	6.1g
脂肪	5.8g
碳水化合物	42.3g
钠	669.8mg
膳食纤维	4.4g
能量相当于米饭	2碗

消耗以上能量所需
运动时间

中速步行	72分钟
千步当量数	7

豆腐脑	257g
能量	120.8k cal
蛋白质	6.7g
脂肪	4.6g
碳水化合物	13.9g
钠	605.5mg
膳食纤维	0.5g
能量相当于米饭	1碗

消耗以上能量所需
运动时间

中速步行	38分钟
千步当量数	4

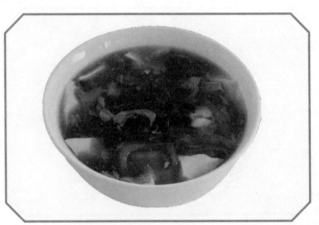

醪糟	200g
能量	200k cal
蛋白质	5.2g
脂肪	0.4g
碳水化合物	44.8g
钠	38mg
膳食纤维	1g
能量相当于米饭	1.7碗

消耗以上能量所需
运动时间

中速步行	63分钟
千步当量数	6

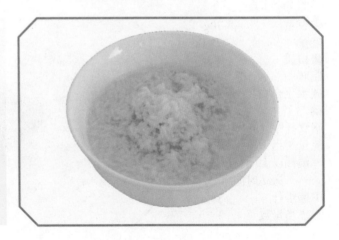

黑芝麻汤圆	80g
能量	248.8kcal
蛋白质	3.5g
脂肪	11g
碳水化合物	35.4g
钠	18.6mg
膳食纤维	1.6g
能量相当于米饭	2.1碗
消耗以上能量所需运动时间	
中速步行	79分钟
千步当量数	8

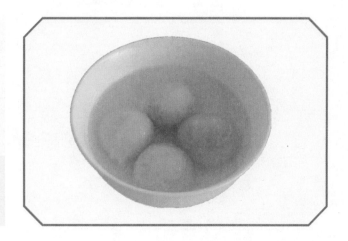

不要迷信"无糖"汤圆

汤圆属于主食，传统元宵和汤圆的馅料有豆沙、枣泥、蛋黄、五仁等，属于高热量、高脂肪食物。近年来"无糖"汤圆的出现使许多糖尿病患者认为可以放心食用汤圆，实际上即使馅料内不含糖类，汤圆的皮儿是由糯米制作的，食入糯米粉同样使血糖较快上升，并不能算作糖尿病患者的安全食品。此外，馅料中的油脂也不利于老年人控制血脂。在传统佳节吃汤圆的时候，建议减少食用量，并搭配低脂高纤维的食物如豆类、蔬菜类食物。

蛋糕	55g
能量	190.9kcal
蛋白质	4.7g
脂肪	2.8g
碳水化合物	36.9g
钠	37.3mg
膳食纤维	0.2g
能量相当于米饭	1.6碗
消耗以上能量所需运动时间	
中速步行	61分钟
千步当量数	6

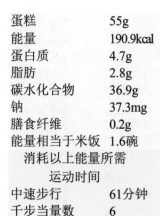

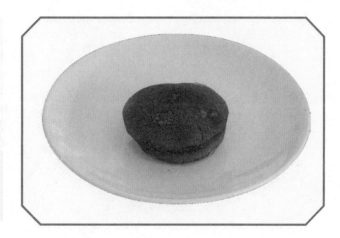

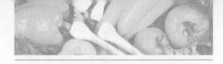
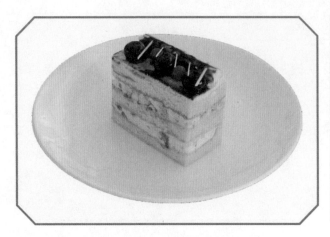

奶油蛋糕	107g
能量	404.5kcal
蛋白质	7.7g
脂肪	14.9g
碳水化合物	60.5g
钠	86.3mg
膳食纤维	0.6g
能量相当于米饭	3.5碗

消耗以上能量所需运动时间	
中速步行	128分钟
千步当量数	13

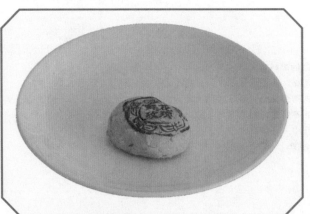

酥皮糕点	41g
能量	174.7kcal
蛋白质	3.3g
脂肪	6.4g
碳水化合物	26.7g
钠	22.8mg
膳食纤维	0.6g
能量相当于米饭	1.5碗

消耗以上能量所需运动时间	
中速步行	55分钟
千步当量数	6

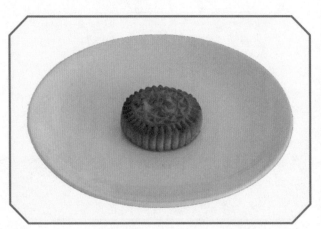

状元饼	53g
能量	230.6kcal
蛋白质	4.6g
脂肪	7.8g
碳水化合物	36.1g
钠	7.2mg
膳食纤维	0.5g
能量相当于米饭	2碗

消耗以上能量所需运动时间	
中速步行	73分钟
千步当量数	7

桃酥	25g
能量	120.3kcal
蛋白质	1.8g
脂肪	5.5g
碳水化合物	16.3g
钠	8.5mg
膳食纤维	0.3g
能量相当于米饭	1碗

消耗以上能量所需 运动时间	
中速步行	38分钟
千步当量数	4

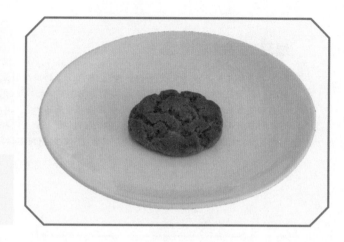

黑麻香酥	46g
能量	201kcal
蛋白质	2.6g
脂肪	7.4g
碳水化合物	32.5g
钠	16.8mg
膳食纤维	1.5g
能量相当于米饭	1.7碗

消耗以上能量所需 运动时间	
中速步行	64分钟
千步当量数	6

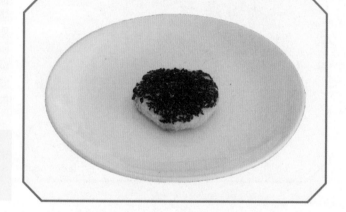

绿豆糕	27g
能量	94.2kcal
蛋白质	3.5g
脂肪	0.3g
碳水化合物	19.8g
钠	3.1mg
膳食纤维	0.3g
能量相当于米饭	0.8碗

消耗以上能量所需 运动时间	
中速步行	30分钟
千步当量数	3

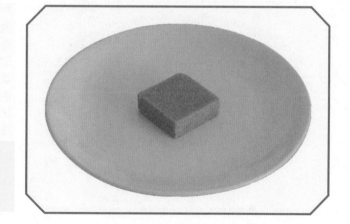

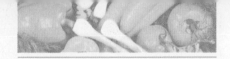

绿豆糕不是越绿越好

绿豆糕是夏季很受欢迎的传统小吃，市场上各种品牌绿豆糕颜色有黄绿、绿色、深绿色等多种色泽。事实上采用天然绿豆粉制成的绿豆糕颜色不会太绿，而是微微发黄，看上去绿油油的绿豆糕一般是添加了人工色素。没有加入防腐剂的绿豆糕保质期在2~3天左右，因此在选购绿豆糕时要格外注意生产日期和保质期。而且，优质绿豆糕口感清香绵软，劣质的则甜腻粘牙。

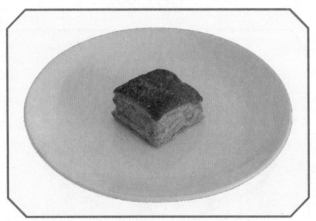

起酥	20g
能量	99.8kcal
蛋白质	1.7g
脂肪	6.3g
碳水化合物	9g
钠	98.8mg
膳食纤维	0.1g
能量相当于米饭	0.9碗
消耗以上能量所需运动时间	
中速步行	32分钟
千步当量数	3

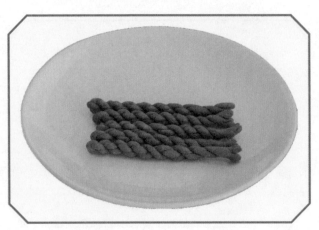

麻花	20g
能量	104.8kcal
蛋白质	1.7g
脂肪	6.3g
碳水化合物	10.7g
钠	19.8mg
膳食纤维	0.3g
能量相当于米饭	0.9碗
消耗以上能量所需运动时间	
中速步行	33分钟
千步当量数	3

沙琪玛蛋酥 31g
能量 156.9kcal
蛋白质 1.8g
脂肪 9.4g
碳水化合物 17.1g
钠 35.4mg
膳食纤维 0.9g
能量相当于米饭 1.4碗
　消耗以上能量所需
　　运动时间
中速步行 50分钟
千步当量数 5

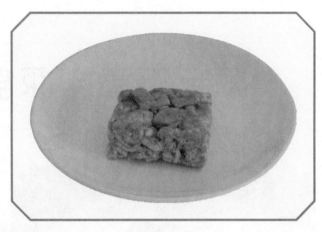

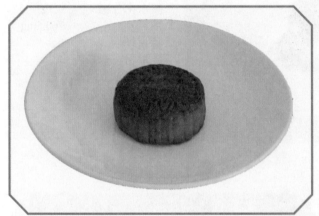

月饼(五仁) 110g
能量 457.6kcal
蛋白质 8.8g
脂肪 17.6g
碳水化合物 70.4g
钠 20.4mg
膳食纤维 4.3g
能量相当于米饭 3.9碗
　消耗以上能量所需
　　运动时间
中速步行 145分钟
千步当量数 15

月饼 110g
(莲蓉蛋黄)
能量 438.9kcal
蛋白质 6.6g
脂肪 22g
碳水化合物 55.2g
钠 119.7mg
膳食纤维 1.7g
能量相当于米饭 3.8碗
　消耗以上能量所需
　　运动时间
中速步行 139分钟
千步当量数 14

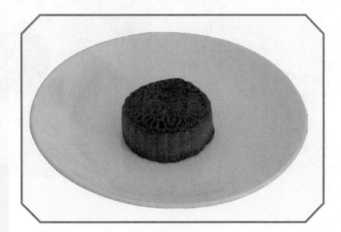

第十五章　速食食品

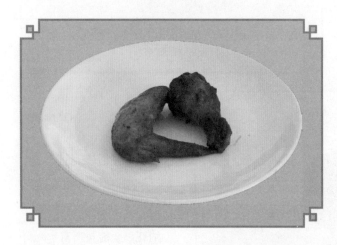

新奥尔良烤翅	86g
能量	144.5kcal
蛋白质	13.3g
脂肪	8.3g
碳水化合物	4.1g
钠	760.5mg
膳食纤维	0g
能量相当于米饭	1.2碗

消耗以上能量所需运动时间	
中速步行	46分钟
千步当量数	5

炸鸡	67g
能量	130.9kcal
蛋白质	9.5g
脂肪	8.1g
碳水化合物	4.9g
钠	354.1mg
膳食纤维	0g
能量相当于米饭	1.1碗

消耗以上能量所需运动时间	
中速步行	42分钟
千步当量数	4

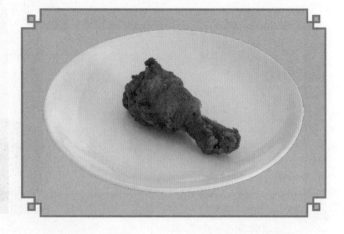

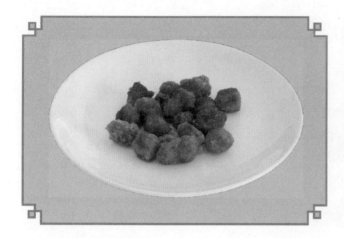

劲爆鸡米花	60g
能量	181.2kcal
蛋白质	11g
脂肪	11.3g
碳水化合物	9.7g
钠	537.2mg
膳食纤维	0g
能量相当于米饭	1.6碗
消耗以上能量所需运动时间	
中速步行	58分钟
千步当量数	6

冷冻食品

　　缺乏蔬菜、缺乏粗粮、油脂过高、含盐较高、低纤维是现在市面上速冻食品的不足之处。另外，在冷冻温度不稳定的情况下，蔬菜里的维生素会大量流失；肉类会因为不够低温而受到细菌侵蚀，产生内部酶解，其营养价值打了折扣。所以，一日三餐，食一顿速冻食品就可以了，再多吃一定要配合其他蔬菜、粗粮等一起食用。

鸡肉汉堡	175g
能量	511kcal
蛋白质	13.8g
脂肪	28.5g
碳水化合物	54.3g
钠	857mg
膳食纤维	0g
能量相当于米饭	4.4碗
消耗以上能量所需运动时间	
中速步行	162分钟
千步当量数	16

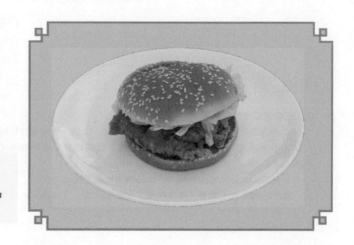

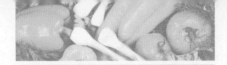

图说食物热量与运动健康

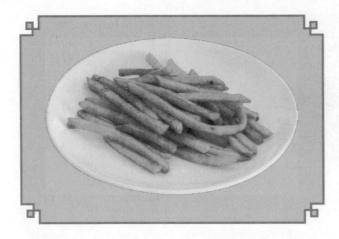

薯条	110g
能量	327.8kcal
蛋白质	4.7g
脂肪	17.1g
碳水化合物	44.6g
钠	64mg
膳食纤维	0g
能量相当于米饭	2.8碗

消耗以上能量所需
运动时间

中速步行	104分钟
千步当量数	10

比萨饼	88g
能量	206.8kcal
蛋白质	14.5g
脂肪	6g
碳水化合物	23.8g
钠	425.9mg
膳食纤维	0g
能量相当于米饭	1.8碗

消耗以上能量所需
运动时间

中速步行	66分钟
千步当量数	7

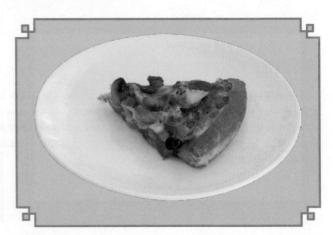

选择三明治五要素

1. 全麦面包，富含纤维及B族维生素；

2. 深海鱼肉比如金枪鱼等，富含优质蛋白、DHA和不饱和脂肪酸；

3. 多色蔬菜，比如黄瓜、生菜、洋葱、番茄以提供多种维生素和抗氧化剂；

4. 低盐口味，降低高钠摄入带来的诸多健康风险；

5. 芥末酱替代千岛酱，降低热量，预防高血脂、高血压、心脏病。

三明治	145g
能量	353.8kcal
蛋白质	20.6g
脂肪	15.4g
碳水化合物	33.2g
钠	765.6mg
膳食纤维	0
能量相当于米饭	3.1碗

消耗以上能量所需
运动时间

中速步行	112分钟
千步当量数	11

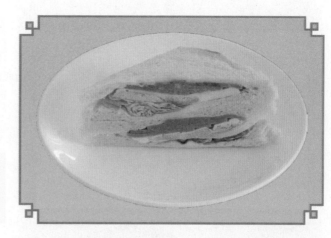

燕麦片	35g
能量	128.5kcal
蛋白质	5.3g
脂肪	2.3g
碳水化合物	23.4g
钠	1.3mg
膳食纤维	1.9g
能量相当于米饭	1.1碗

消耗以上能量所需
运动时间

中速步行	41分钟
千步当量数	4

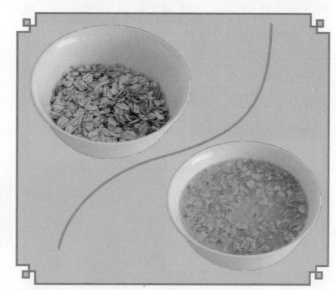

挑选燕麦片小技巧

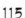

挑选高营养价值的燕麦片应选择没有甜味的纯燕麦片，它的口味清淡、口感黏稠甚至粗糙，配料表里不含甜蜜素、安赛蜜、阿斯巴甜之类的甜味剂及"植脂末"，一般以煮食方式食用燕麦片可提高更大的饱腹感，能减缓血糖上升的速度。

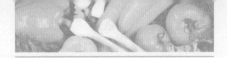

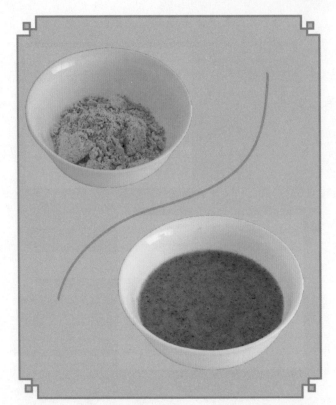

黑芝麻糊粉	40g
能量	163.2kcal
蛋白质	2.8g
脂肪	2.8g
碳水化合物	32.9g
钠	15.2mg
膳食纤维	1.7g
能量相当于米饭	1.4碗

消耗以上能量所需
运动时间

中速步行	52分钟
千步当量数	5

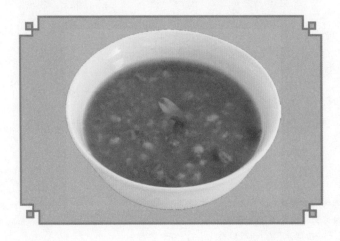

八宝粥	200g
能量	138kcal
蛋白质	3.4g
脂肪	3.4g
碳水化合物	31g
钠	24mg
膳食纤维	4.2g
能量相当于米饭	1.2碗

消耗以上能量所需
运动时间

中速步行	44分钟
千步当量数	4

干脆面	53g
能量	267.7kcal
蛋白质	6g
脂肪	14.3g
碳水化合物	29.3g
钠	517.7mg
膳食纤维	0g
能量相当于米饭	2.3碗

消耗以上能量所需
运动时间

中速步行	85分钟
千步当量数	8

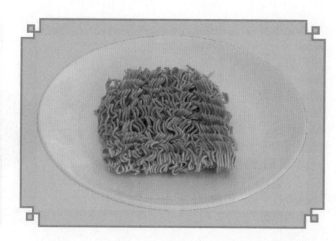

方便面	90g
能量	402.3kcal
蛋白质	9.2g
脂肪	16.1g
碳水化合物	56.3g
钠	419mg
膳食纤维	1.3g
能量相当于米饭	3.5碗

消耗以上能量所需
运动时间

中速步行	128分钟
千步当量数	13

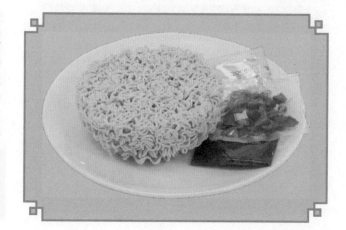

方便面健康吃法四要点

1.冲：在煮、泡方便面前先用温水浸泡面饼几分钟，将水倒出，将面饼蜡层浸出。

2.煮：最好煮食方便面，以吸收更多的水分，有利于消化。

3.搭配：为了使营养更加均衡，在食用方便面时应搭配水果或蛋类，以补充维生素和蛋白质。同时，调味包食盐含量较多，应根据口味尽量少放。

4.倒：将方便面汤倒掉，减少食入其中的盐分和脂肪。

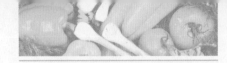

法式牛角面包　　20g
能量　　　　　　75kcal
蛋白质　　　　　1.7g
脂肪　　　　　　2.9g
碳水化合物　　　10.9g
钠　　　　　　　70.5mg
膳食纤维　　　　0.3g
能量相当于米饭　0.6碗
　消耗以上能量所需
　　运动时间
中速步行　　　　24分钟
千步当量数　　　2

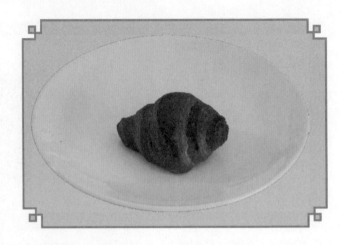

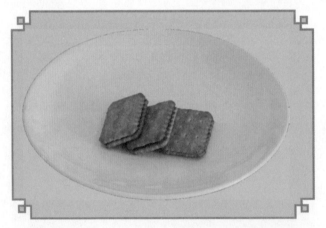

甜酥夹心饼干　　25g
能量　　　　　　139.3kcal
蛋白质　　　　　1.4g
脂肪　　　　　　8.8g
碳水化合物　　　13.9g
钠　　　　　　　81g
膳食纤维　　　　0g
能量相当于米饭　1.2碗
　消耗以上能量所需
　　运动时间
中速步行　　　　44分钟
千步当量数　　　4

面包　　　　　　49g
能量　　　　　　152.9kcal
蛋白质　　　　　4.1g
脂肪　　　　　　2.5g
碳水化合物　　　28.7g
钠　　　　　　　112.9mg
膳食纤维　　　　0.2g
能量相当于米饭　1.3碗
　消耗以上能量所需
　　运动时间
中速步行　　　　49分钟
千步当量数　　　5

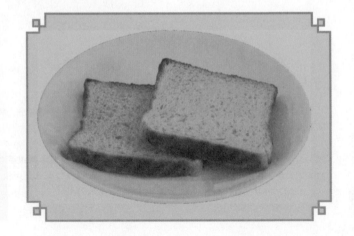

苏打夹心饼干　　25g
能量　　　　　　115.8kcal
蛋白质　　　　　1.9g
脂肪　　　　　　4.8g
碳水化合物　　　17.5g
钠　　　　　　　98.6mg
膳食纤维　　　　1.3g
能量相当于米饭　1碗
　消耗以上能量所需
　　　运动时间
中速步行　　　　37分钟
千步当量数　　　4

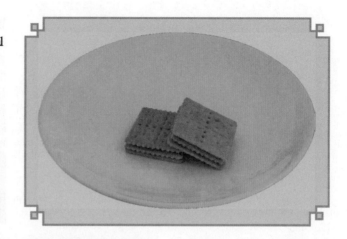

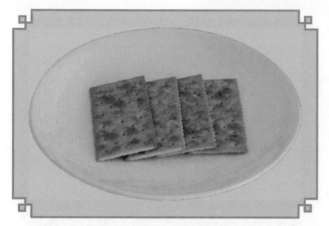

苏打饼干　　　　21g
能量　　　　　　85.7kcal
蛋白质　　　　　1.8g
脂肪　　　　　　1.6g
碳水化合物　　　16g
钠　　　　　　　65.6mg
膳食纤维　　　　0g
能量相当于米饭　0.7碗
　消耗以上能量所需
　　　运动时间
中速步行　　　　27分钟
千步当量数　　　3

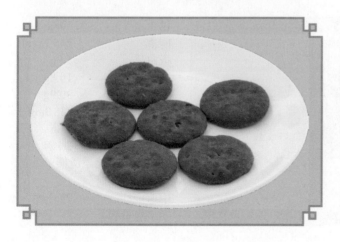

曲奇饼　　　　　50g
能量　　　　　　263kcal
蛋白质　　　　　3.2g
脂肪　　　　　　13.6g
碳水化合物　　　32g
钠　　　　　　　70mg
膳食纤维　　　　0g
能量相当于米饭　2.3碗
　消耗以上能量所需
　　　运动时间
中速步行　　　　83分钟
千步当量数　　　8

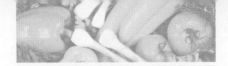

图说食物热量与运动健康

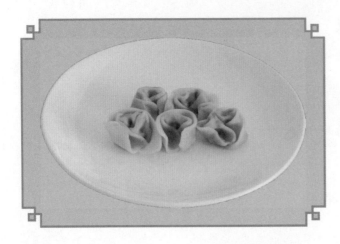

馄饨	60g
能量	108kcal
蛋白质	5.5g
脂肪	2.6g
碳水化合物	15.9g
钠	189.6mg
膳食纤维	1.4g
能量相当于米饭	0.9碗

消耗以上能量所需运动时间

中速步行	34分钟
千步当量数	3

饺子	130g
能量	283.4kcal
蛋白质	9.8g
脂肪	14g
碳水化合物	33.8g
钠	498.2mg
膳食纤维	4.2g
能量相当于米饭	2.4碗

消耗以上能量所需运动时间

中速步行	90分钟
千步当量数	9

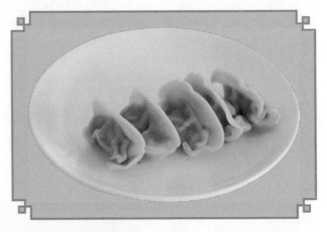

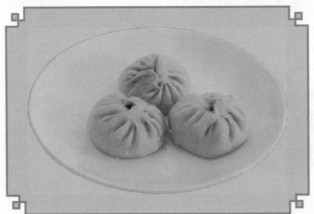

包子	108g
能量	245.2kcal
蛋白质	7.9g
脂肪	10.8g
碳水化合物	30.9g
钠	438.3mg
膳食纤维	1.8g
能量相当于米饭	2.1碗

消耗以上能量所需运动时间

中速步行	78分钟
千步当量数	8

蛋酥卷	18g
能量	94.1kcal
蛋白质	1.5g
脂肪	6.4g
碳水化合物	9.7g
钠	26.1mg
膳食纤维	1.9g
能量相当于米饭	0.8碗

消耗以上能量所需
运动时间

中速步行	30分钟
千步当量数	3

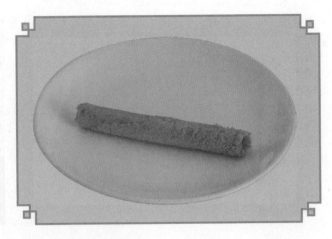

巧克力派	34g
能量	144.5kcal
蛋白质	1.5g
脂肪	6g
碳水化合物	22.3g
钠	93.1mg
膳食纤维	1.2g
能量相当于米饭	1.2碗

消耗以上能量所需
运动时间

中速步行	46分钟
千步当量数	5

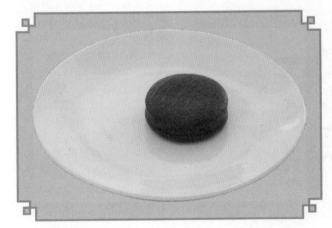

早餐光吃"派"好吗？

100克巧克力派（大约3个派）只能供应4.3克蛋白质，而成年人每天的蛋白质需要量女性为65克，男性为75克，也就是说一个成年人早上吃3个派得到的蛋白质不超过需要量的7%，根本不能达到"早饭要吃好"的要求。一个60克的鸡蛋蛋白质含量为7.3克，远远超过这三个派的营养价值，经过这番计算我们知道派虽美味，但营养价值有限。

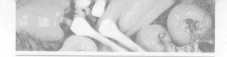

图说食物热量与运动健康

雪米饼	12g
能量	55.6kcal
蛋白质	0.7g
脂肪	2.1g
碳水化合物	8.8g
钠	29mg
膳食纤维	0.3g
能量相当于米饭	0.5碗

消耗以上能量所需
运动时间

中速步行	18分钟
千步当量数	2

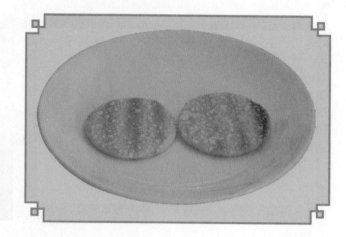

爆米花	50g
能量	203kcal
蛋白质	5.4g
脂肪	6.7g
碳水化合物	35.2g
钠	0.7mg
膳食纤维	5g
能量相当于米饭	1.8碗

消耗以上能量所需
运动时间

中速步行	64分钟
千步当量数	6

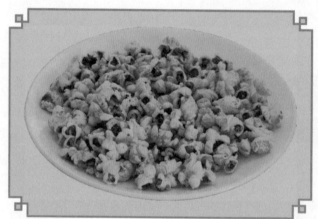

薯片	50g
能量	274kcal
蛋白质	3.8g
脂肪	18.8g
碳水化合物	24.6g
钠	254.3mg
膳食纤维	2.1g
能量相当于米饭	2.4碗

消耗以上能量所需
运动时间

中速步行	87分钟
千步当量数	9

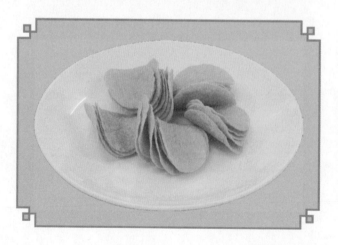

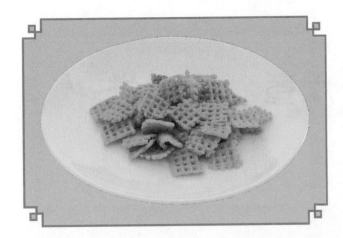

锅巴	50g
能量	264kcal
蛋白质	3.8g
脂肪	15.3g
碳水化合物	29.6g
钠	119.7mg
膳食纤维	1.8g
能量相当于米饭	2.3碗
消耗以上能量所需运动时间	
中速步行	84分钟
千步当量数	8

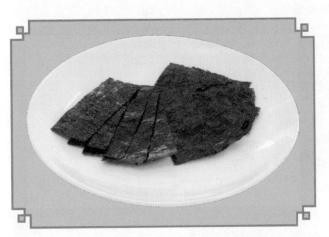

海苔	3g
能量	5.3kcal
蛋白质	0.9g
脂肪	0.1g
碳水化合物	1.5g
钠	48mg
膳食纤维	1.4g
能量相当于米饭	0碗
消耗以上能量所需运动时间	
中速步行	2分钟
千步当量数	0

果冻	35g
能量	24.9kcal
蛋白质	0g
脂肪	0.1g
碳水化合物	6g
钠	13.3mg
膳食纤维	0g
能量相当于米饭	0.2碗
消耗以上能量所需运动时间	
中速步行	8分钟
千步当量数	1

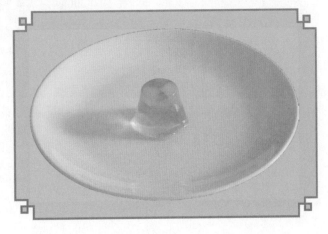

第十六章　饮料类

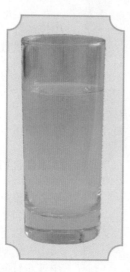

纯净水	200g
能量	0kcal
蛋白质	0g
脂肪	0g
碳水化合物	0g
钠	1.2mg
膳食纤维	0g
能量相当于米饭	0碗

消耗以上能量所需
运动时间

中速步行	0分钟
千步当量数	0

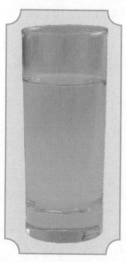

饮用水	200g
能量	0kcal
蛋白质	0g
脂肪	0g
碳水化合物	0g
钠	8.2mg
膳食纤维	0g
能量相当于米饭	0碗

消耗以上能量所需
运动时间

中速步行	0分钟
千步当量数	0

每天足量饮水

　　中国居民膳食指南建议人们在温和的气候条件下，轻体力劳动者每天至少饮用六杯水（1200mL），相当于约2瓶矿泉水、4听饮料。在以下情况时请增加饮水量：

　　（1）剧烈运动或进行重体力劳动时，排汗量增加，体表水分蒸发增加，建议每小时至少增加1杯水。

　　（2）在闷热的环境中，出汗也会增加，易造成人体脱水。

　　（3）在疾病状态下，如发烧、腹泻、呕吐等时，人体内的水分流失增加，建议大量补充水分。

　　（4）怀孕期及哺乳期的女性对水的需要量也会增加。

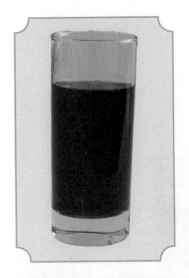
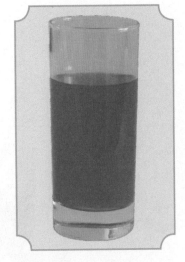

可口可乐	200g	橙汁汽水	200g
能量	86kcal	能量	40kcal
蛋白质	0.2g	蛋白质	0g
脂肪	0g	脂肪	0g
碳水化合物	21.6g	碳水化合物	10.2g
钠	8mg	钠	16.2mg
膳食纤维	0g	膳食纤维	0g
能量相当于米饭	0.7碗	能量相当于米饭	0.3碗
消耗以上能量所需运动时间		消耗以上能量所需运动时间	
中速步行	27分钟	中速步行	13分钟
千步当量数	3	千步当量数	1

纯果汁与果汁饮料的不同

　　市场上果汁种类很多，有纯果汁、低温保存的鲜果汁、有含气的果汁饮料及不含气的果汁饮料等。果汁含量也差异很大，有含果汁100%的，也有果汁含量低于20%的，这需要我们仔细看标签标识来区别出差异。

　　纯果汁：一般会表明100%纯果汁，配料表主要为水、浓缩果汁。其大多数是用浓缩果汁加水复原到原来果汁的浓度，再经过灌装而成的。

　　果汁饮料：一般会表明果汁含量≥10%或15%等，产品名称为复合果汁饮料，配料表内容较多，一般依次为水、白砂糖、浓缩果浆、食品添加剂等。

　　配料表中的食物顺序是添加量由大到小的顺序，由此可见果汁饮料中的白砂糖的数量都大于浓缩果汁的数量，其营养价值与果汁相比有一定差距。

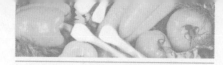

图说食物热量与运动健康

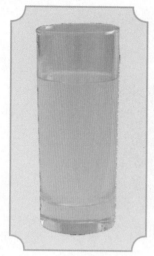

运动饮料　　　　200g
能量　　　　　　90kcal
蛋白质　　　　　0g
脂肪　　　　　　0.2g
碳水化合物　　　22g
钠　　　　　　　10mg
膳食纤维　　　　0g
能量相当于米饭　0.8碗
　消耗以上能量所需
　　　运动时间
中速步行　　　　29分钟
千步当量数　　　3

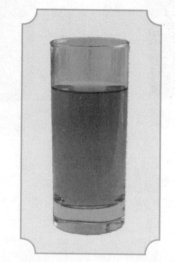

苹果汁饮料　　　200g
能量　　　　　　108kcal
蛋白质　　　　　0.2g
脂肪　　　　　　0.6g
碳水化合物　　　25.6g
钠　　　　　　　8.4mg
膳食纤维　　　　0.2g
能量相当于米饭　0.9碗
　消耗以上能量所需
　　　运动时间
中速步行　　　　34分钟
千步当量数　　　3

甘蔗汁　　　　　200g
能量　　　　　　128kcal
蛋白质　　　　　0.8g
脂肪　　　　　　0.2g
碳水化合物　　　32g
钠　　　　　　　6mg
膳食纤维　　　　1.2g
能量相当于米饭　1.1碗
　消耗以上能量所需
　　　运动时间
中速步行　　　　41分钟
千步当量数　　　4

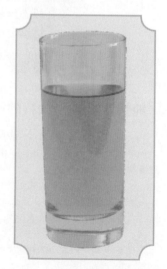

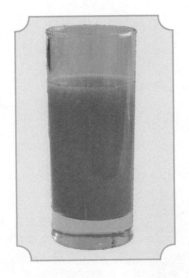

橙汁饮料	200g
能量	92kcal
蛋白质	1g
脂肪	0g
碳水化合物	22g
钠	6mg
膳食纤维	0g
能量相当于米饭	0.8碗
消耗以上能量所需 运动时间	
中速步行	29分钟
千步当量数	3

沙棘果浆	200g
能量	650kcal
蛋白质	0.6g
脂肪	1g
碳水化合物	160.4g
钠	0mg
膳食纤维	1g
能量相当于米饭	5.6碗
消耗以上能量所需 运动时间	
中速步行	206分钟
千步当量数	21

如何选用果汁饮料

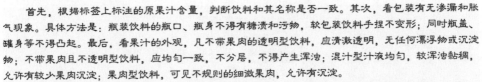

　　首先，根据标签上标注的原果汁含量，判断饮料和其名称是否一致。其次，看包装有无渗漏和胀气现象。具体方法是：瓶装饮料的瓶口、瓶身不得有糖渍和污物，软包装饮料手捏不变形；同时瓶盖、罐身等不得凸起。最后，看果汁的外观，凡不带果肉的透明型饮料，应清澈透明，无任何漂浮物或沉淀物；不带果肉且不透明型饮料，应均匀一致，不分层，不得产生浑油；混汁型汁液均匀，较浑油黏稠，允许有较少果肉沉淀；果肉型饮料，可见不规则的细微果肉，允许有沉淀。

　　另外要注意，除100%原果汁外，一般果汁饮料都要加糖、食用色素、香料和防腐剂，所以，日常生活中不能用饮料代替水果和水，特别是儿童如果大量饮用这些饮料，会抑制食欲，并且过多摄入能量，会导致肥胖。

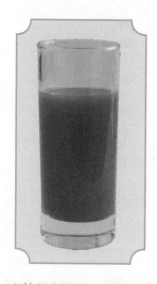

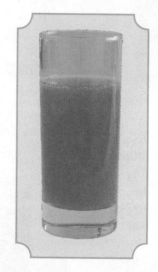

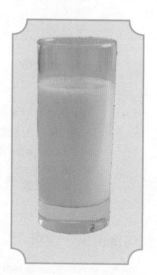

椰子汁饮料　　　200g
能量　　　　　　102kcal
蛋白质　　　　　1.4g
脂肪　　　　　　4.8g
碳水化合物　　　13.2g
钠　　　　　　　27.4mg
膳食纤维　　　　0g
能量相当于米饭　0.9碗
　消耗以上能量所需
　　运动时间
中速步行　　　　32分钟
千步当量数　　　3

山楂果肉饮料　　200g
能量　　　　　　110kcal
蛋白质　　　　　0.2g
脂肪　　　　　　0.4g
碳水化合物　　　27.8g
钠　　　　　　　5.4mg
膳食纤维　　　　1.4g
能量相当于米饭　0.9碗
　消耗以上能量所需
　　运动时间
中速步行　　　　35分钟
千步当量数　　　3

西柚汁饮料　　　200g
能量　　　　　　68kcal
蛋白质　　　　　1.2g
脂肪　　　　　　0.8g
碳水化合物　　　14.6g
钠　　　　　　　17mg
膳食纤维　　　　0.6g
能量相当于米饭　0.6碗
　消耗以上能量所需
　　运动时间
中速步行　　　　22分钟
千步当量数　　　2

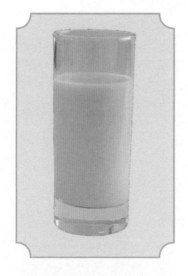

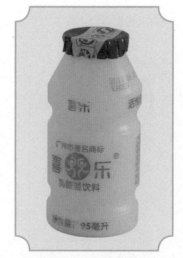

杏仁露	200g	乳酸饮料	95g
能量	98kcal	能量	50.4kcal
蛋白质	1.4g	蛋白质	0.9g
脂肪	4.2g	脂肪	0.2g
碳水化合物	13.6g	碳水化合物	11.2g
钠	124.6mg	钠	51.1mg
膳食纤维	0g	膳食纤维	0g
能量相当于米饭	0.8碗	能量相当于米饭	0.4碗
消耗以上能量所需运动时间		消耗以上能量所需运动时间	
中速步行	31分钟	中速步行	16分钟
千步当量数	3	千步当量数	2

咖啡虽好但要适量饮用

　　咖啡逐渐进入了寻常百姓家，大量学者研究发现：喝咖啡可以提高精神、消除疲劳、有利尿作用、预防胆结石、预防肝硬化、增加高密度脂蛋白（好的胆固醇）并有防辐射功效。咖啡虽好也要适量，过量饮用咖啡会使人兴奋，严重的会出现失眠、焦虑、成瘾等症状，长期大量饮用咖啡，会影响钙的吸收，导致骨质疏松等问题。

　　对咖啡很敏感的人睡前6小时不要再饮用咖啡，以免影响睡眠质量。常喝咖啡者应注意补钙。喝咖啡不宜过甜，过甜会增加能量摄入。

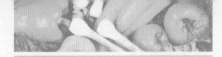
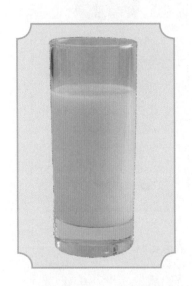

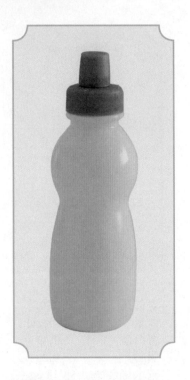

AD钙奶	200g
能量	110kcal
蛋白质	2.2g
脂肪	0.2g
碳水化合物	24.6g
钠	0mg
膳食纤维	0g
能量相当于米饭	0.9碗

消耗以上能量所需
运动时间

中速步行	35分钟
千步当量数	3

健康快车乳饮料	130g
能量	49.4kcal
蛋白质	1.4g
脂肪	0.8g
碳水化合物	9g
钠	269.1mg
膳食纤维	0g
能量相当于米饭	0.4碗

消耗以上能量所需
运动时间

中速步行	16分钟
千步当量数	2

第十六章　饮料类

高乐高固体饮料 （加水200mL）	6g
能量	23.6kcal
蛋白质	0.3g
脂肪	0.1g
碳水化合物	5.3g
钠	5.6mg
膳食纤维	0g
能量相当于米饭	0.2碗

消耗以上能量所需 运动时间	
中速步行	7分钟
千步当量数	1

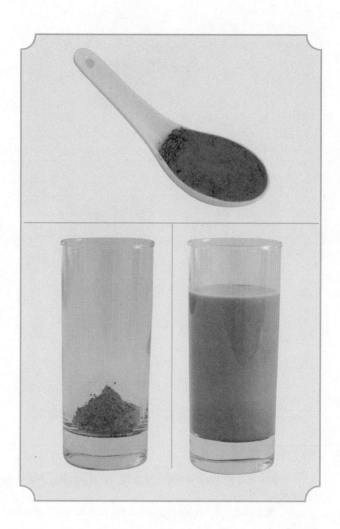

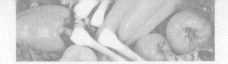
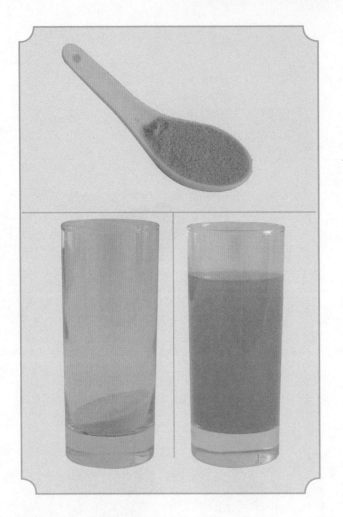

菓珍	10g
(加水200mL)	
能量	40.7kcal
蛋白质	0g
脂肪	0.2g
碳水化合物	9.7g
钠	19.6mg
膳食纤维	0g
能量相当于米饭	0.4碗
消耗以上能量所需 运动时间	
中速步行	13分钟
千步当量数	1

果汁不能代替水果

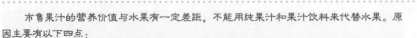

　　市售果汁的营养价值与水果有一定差距，不能用纯果汁和果汁饮料来代替水果。原因主要有以下四点：

　　（1）膳食纤维损失：水果经制成果浆再复原成果汁后，水果中富含的膳食纤维有很大的损失。

　　（2）维生素损失：水果制浆过程中要经过切块、捣碎和压榨等工序，可造成易氧化的维生素的破坏。

　　（3）添加剂的增加：制成果汁饮料时会掺入一些添加剂，如：食用香料、色素、防腐剂、柠檬酸等。显然，婴儿就不适合饮用含有多种添加剂的复合果汁饮料，但水果泥和纯果汁婴儿还是可以食用的。

　　（4）果汁加热灭菌造成营养素损失。

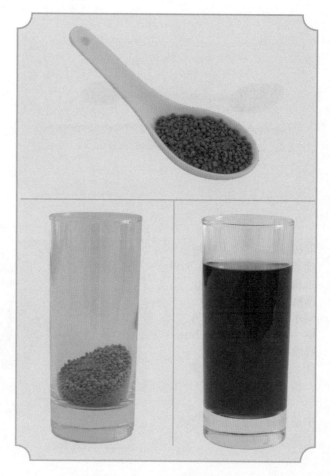

桂花酸梅晶　　　5g
（加水200mL）
能量　　　　　　19.9kcal
蛋白质　　　　　0g
脂肪　　　　　　0.1g
碳水化合物　　　4.8g
钠　　　　　　　4.3mg
膳食纤维　　　　0g
能量相当于米饭　0.2碗
　消耗以上能量所需
　　运动时间
中速步行　　　　6分钟
千步当量数　　　1

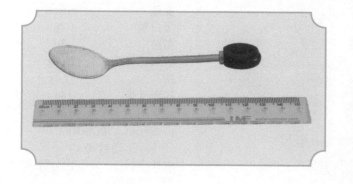

咖啡伴侣　　　　1g
能量　　　　　　5.5kcal
蛋白质　　　　　0g
脂肪　　　　　　0.3g
碳水化合物　　　0.6g
钠　　　　　　　2mg
膳食纤维　　　　0g
能量相当于米饭　0碗
　消耗以上能量所需
　　运动时间
中速步行　　　　2分钟
千步当量数　　　0

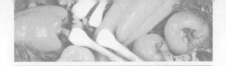

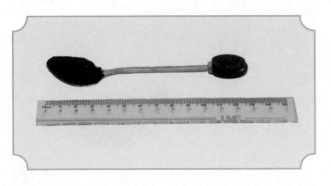

咖啡粉	1g
能量	2.2kcal
蛋白质	0.1g
脂肪	0g
碳水化合物	0.4g
钠	0.4mg
膳食纤维	0g
能量相当于米饭	0碗
消耗以上能量所需运动时间	
中速步行	1分钟
千步当量数	0

双棒雪糕	110g
能量	150.7kcal
蛋白质	2.5g
脂肪	4g
碳水化合物	26.3g
钠	56.2mg
膳食纤维	0g
能量相当于米饭	1.3碗
消耗以上能量所需运动时间	
中速步行	48分钟
千步当量数	5

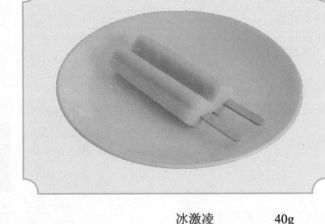

冰激凌（草莓味）	40g
能量	60kcal
蛋白质	1.1g
脂肪	1.3g
碳水化合物	11.4g
钠	12.4mg
膳食纤维	0.4g
能量相当于米饭	0.5碗
消耗以上能量所需运动时间	
中速步行	19分钟
千步当量数	2

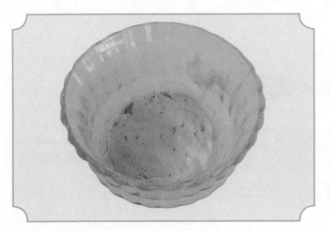

第十六章　饮料类

冰激凌	70g
（苦咖啡味）	
能量	143.5kcal
蛋白质	2g
脂肪	7.1g
碳水化合物	17.9g
钠	39.4mg
膳食纤维	—
能量相当于米饭	1.2碗

消耗以上能量所需运动时间

中速步行	46分钟
千步当量数	5

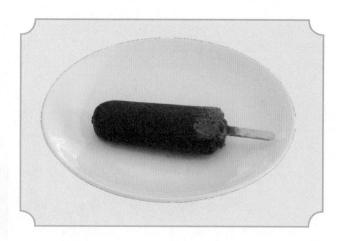

不要等口渴再喝水

　　人们对饮水存在误区：认为不感到口渴就不用饮水，这是不对的。饮水要少量多次，不要等到口渴了再喝水。当人体缺水体重下降1%的时候，人们才开始感到口渴，此时的失水使得人体体温的调节功能已经下降了。当人们感到重度口渴的时候，人体缺水已使体重下降2%时，会出现食欲减低，尿少。当人体缺水体重下降20%的时候，会引起死亡。

　　饮水不足还会造成一些其他问题：容易出现尿路感染，造成尿量减少。肾脏代谢经尿道排出的尿液除了有带走毒素和废物外，还有清洗尿路的作用。当饮水不足时，会增加尿路感染的机会。

　　此外，经加拿大科学家研究发现，由于老年人味觉、嗅觉下降，不易感到口渴，饮水量减少，长此以往，会导致大脑老化。因此，不要等到口渴了再饮水。适量饮水，保持正常的血液浓度，是一种健康的生活方式。

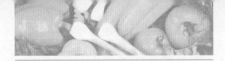

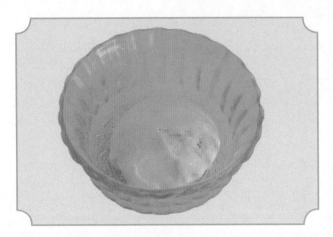

冰激凌（加奶油）	40g
能量	84.4kcal
蛋白质	1.4g
脂肪	5.1g
碳水化合物	8.2g
钠	16.4mg
膳食纤维	—
能量相当于米饭	0.7碗

消耗以上能量所需运动时间

中速步行	27分钟
千步当量数	3

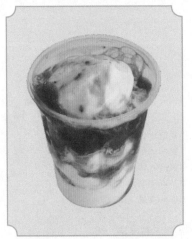

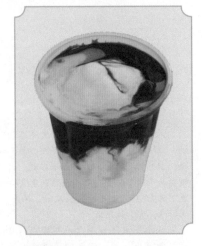

冰激凌（草莓圣代）	200g
能量	290kcal
蛋白质	5.8g
脂肪	5.2g
碳水化合物	55.4g
钠	90.4mg
膳食纤维	0g
能量相当于米饭	2.5碗

消耗以上能量所需运动时间

中速步行	92分钟
千步当量数	9

冰激凌（巧克力圣代）	200g
能量	346kcal
蛋白质	7.2g
脂肪	9.6g
碳水化合物	58g
钠	130.2mg
膳食纤维	0g
能量相当于米饭	3碗

消耗以上能量所需运动时间

中速步行	110分钟
千步当量数	11

冰激凌　　　　　　68g
（花心筒）
能量　　　　　　　189kcal
蛋白质　　　　　　2.9g
脂肪　　　　　　　8.9g
碳水化合物　　　　25g
钠　　　　　　　　41.6mg
膳食纤维　　　　　0.5g
能量相当于米饭　1.6碗
　消耗以上能量所需
　　　运动时间
中速步行　　　　　60分钟
千步当量数　　　　6

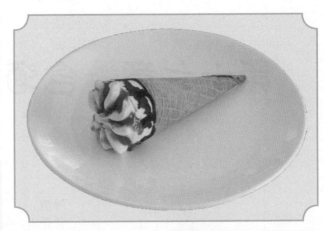

雪糕　　　　　　　70g
（红豆缘）
能量　　　　　　　148.4kcal
蛋白质　　　　　　1.9g
脂肪　　　　　　　3.4g
碳水化合物　　　　28.8g
钠　　　　　　　　31.2mg
膳食纤维　　　　　1.2g
能量相当于米饭　1.3碗
　消耗以上能量所需
　　　运动时间
中速步行　　　　　47分钟
千步当量数　　　　5

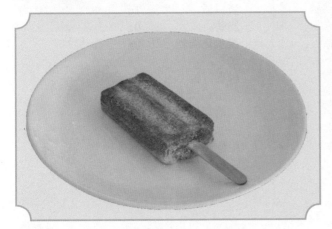

棒冰　　　　　　　71g
（奇彩旋）
能量　　　　　　　67.5kcal
蛋白质　　　　　　－
脂肪　　　　　　　0.8g
碳水化合物　　　　15.1g
钠　　　　　　　　11.9mg
膳食纤维　　　　　0
能量相当于米饭　0.6碗
　消耗以上能量所需
　　　运动时间
中速步行　　　　　21分钟
千步当量数　　　　2

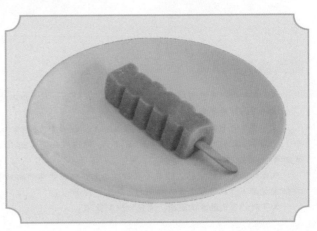

第十七章　含酒精饮料

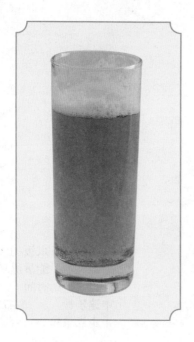

啤酒	250g
能量	80kcal
蛋白质	1g
脂肪	0g
碳水化合物	0g
钠	28.5mg
膳食纤维	0g
能量相当于米饭	0.7碗
消耗以上能量所需 运动时间	
中速步行	25分钟
千步当量数	3

限量饮酒早知道

人们都知道过量饮酒对人体健康有危害，但到底每天喝多少是个限值呢？

根据中国营养学会的建议：

成年男性一日饮用的酒精量不要超过25克，相当于啤酒750mL（约合500mL的啤酒一瓶半），或葡萄酒250mL（约合1/3瓶葡萄酒），或低度白酒（38%vol）75克（约1两半），或高度白酒（56%vol）50克（约1两）。

成年女性一日饮用的酒精量不要超过15克，相当于啤酒450mL，或葡萄酒150mL（约合1/5瓶葡萄酒），或低度白酒（38%vol）50克（约1两）。

为了我们自己的身体健康，请自觉限制饮酒。

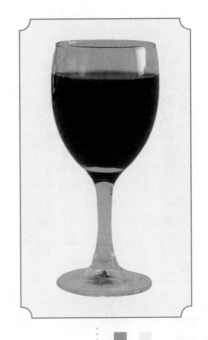

红葡萄酒	100g
能量	74kcal
蛋白质	0.1g
脂肪	0g
碳水化合物	0g
钠	1.7mg
膳食纤维	0g
能量相当于米饭	0.6碗

消耗以上能量所需
运动时间

中速步行	23分钟
千步当量数	2

饮酒后脸红的原因

不同人体对酒精的耐受力不尽相同，对酒精的代谢能力也各有差异。人体消化吸收后代谢酒精（乙醇）依靠两种酶：醇脱氢酶、醛脱氢酶。乙醇进入人体后先由醇脱氢酶将乙醇分解为乙醛，再由醛脱氢酶把乙醛分解为水和二氧化碳。当一个人醛脱氢酶含量较少时，乙醛在体内含量增加，乙醛使得人体末梢血管扩张，因此饮酒后人出现脸红，血压下降，这是机体自身调节分泌肾上腺素，使得血管收缩，心跳加快，血压上升。这就是为什么有的人喝酒后会脸红、心跳加快、头晕的原因。

发酵酒的分类及特点

发酵酒一般分为葡萄酒（Wine）、苹果酒（Cider wine）、黄酒（Chinese rice wine）、清酒（Sake）、啤酒（Beer）等。其特点是酒精度低，一般在3%～18%vol之间，营养丰富，含有许多营养物质如糖、氨基酸、有机酸、维生素、核酸和矿物质等。

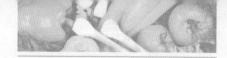

图说食物热量与运动健康

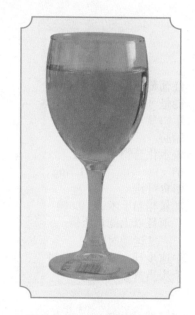

白葡萄酒	100g
能量	66kcal
蛋白质	0.1g
脂肪	0g
碳水化合物	0g
钠	1.6mg
膳食纤维	0g
能量相当于米饭	0.6碗
消耗以上能量所需运动时间	
中速步行	21分钟
千步当量数	2

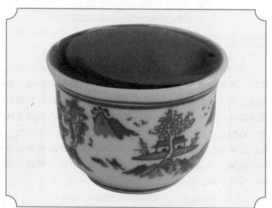

绍兴黄酒 (15%Vol)	100g
能量	85kcal
蛋白质	0g
脂肪	0g
碳水化合物	0g
钠	4.2mg
膳食纤维	0g
能量相当于米饭	0.7碗
消耗以上能量所需运动时间	
中速步行	27分钟
千步当量数	3

"液体蛋糕"绍兴黄酒

　　绍兴酒人体必需的8种氨基酸含量高达2550毫克，是啤酒的11倍、葡萄酒的12倍。

　　绍兴黄酒含有调节营养的多酚、多肽和γ-氨基丁酸。多酚和多肽可以延缓衰老，γ-氨基丁酸可以降低胆固醇、防止血管硬化。在中医理论中绍兴黄酒具有一定的补益、除湿、通络、活血等功效，特别是一些因寒湿而引起的胃肠不适等病症。

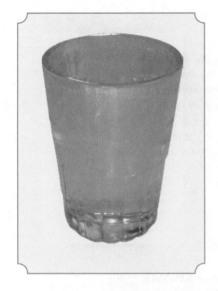

二锅头（56%Vol）　50g
能量　　　　　　　169kcal
蛋白质　　　　　　0g
脂肪　　　　　　　0g
碳水化合物　　　　0g
钠　　　　　　　　0.2mg
膳食纤维　　　　　0g
能量相当于米饭　　1.5碗
　　消耗以上能量所需
　　　运动时间
中速步行　　　　　54分钟
千步当量数　　　　5

白酒（38%Vol）　50g
能量　　　　　　　110.5kcal
蛋白质　　　　　　－
脂肪　　　　　　　0g
碳水化合物　　　　0g
钠　　　　　　　　0.6mg
膳食纤维　　　　　0g
能量相当于米饭　　1碗
　　消耗以上能量所需
　　　运动时间
中速步行　　　　　35分钟
千步当量数　　　　4

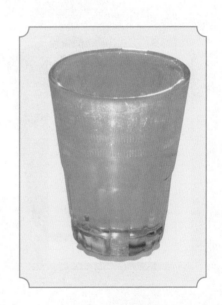

蒸馏酒的分类

　　世界著名六大蒸馏酒是：中国白酒、白兰地（Brandy）、威士忌（Whisky）、朗姆酒（Rum）、伏特加（Vodka）和金酒（Gin）。

　　蒸馏酒的原料不同：以粮食为原料的，如中国白酒、威士忌、伏特加、金酒；以水果为原料的，如白兰地；以糖和糖蜜为原料的，如朗姆酒。中国白酒依所用酒曲分为大曲酒、小曲酒和麸曲酒；以生产方法分为固态发酵法白酒、半固态发酵法白酒、液态发酵法白酒、固液发酵结合法白酒、调香白酒和香精串蒸法白酒等。

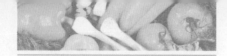
酒类能提供多少能量？

　　人们喝了酒后会发热，这是因为酒给人体提供了大量能量。蒸馏酒的能量密度通常都超过每百毫升230千卡，高度酒可达到每百毫升400千卡，也就是2两白酒的能量为230~400千卡。根据《2002中国食物成分表》可知，2两馒头的能量大约为221千卡，2两米饭的能量大约为116千卡，它们所能提供的能量均低于2两白酒的能量。

　　啤酒营养丰富，含有多种必需氨基酸、多肽、葡萄糖、麦芽糖、糊精等营养物质。每升啤酒的能量值为400千卡，相当于4两面包，或1斤土豆，或约1两植物油，或60克奶油。因此啤酒常常被称为"液体面包"，可见酒类的能量不可小瞧，这就是为什么天天喝酒的人容易发胖。

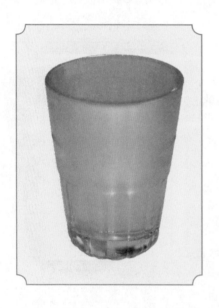

白酒（52%Vol）	50g
能量	155.5kcal
蛋白质	0g
脂肪	0g
碳水化合物	0g
钠	0.2mg
膳食纤维	0g
能量相当于米饭	1.3碗
消耗以上能量所需运动时间	
中速步行	49分钟
千步当量数	5

过量饮酒的危害

　　《中国居民膳食指南》给我们提出了限量饮酒的建议。过量饮酒，会使食欲下降，食物摄入减少，严重时还会造成化学性肝损伤。过量饮酒会增加患高血压、中风等危险，对个人健康是有害的。应严禁酗酒，若饮酒可少量饮用低度酒，青少年不应饮酒。

　　酒精滥用和酒依赖可引发以下并发症：间脑综合证、韦尼克脑病、科萨科夫综合证、酒相关性片断性遗忘、痴呆、小脑变性、多发性神经病、癫痫发作、人格改变、精神障碍以及消化、心血管、呼吸、内分泌系统损害等。

第十八章　糖、蜜饯类

白砂糖	10g
能量	40kcal
蛋白质	0g
脂肪	0g
碳水化合物	10g
钠	0mg
膳食纤维	0g
能量相当于米饭	0.3碗
消耗以上能量所需运动时间	
中速步行	13分钟
千步当量数	1

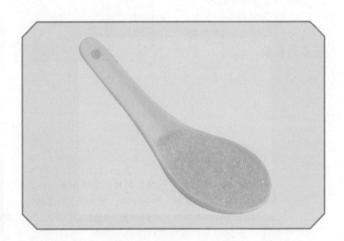

白糖储存易受螨虫污染

　　白糖在运输、贮存过程中，容易被螨虫污染，螨虫不停的繁殖，这是肉眼看不到的。如果我们吃了这种白糖，螨虫进入消化道寄生，会引起不同程度的腹痛、腹泻等症状，医学上称之为"肠螨病"。如果螨虫浸入泌尿系统，还可能引起尿频、尿急、尿痛等症状。直接做凉拌菜用的糖、给婴幼儿或老年人食用的糖更需要特别注意。建议最好将白糖或添加白糖的食物加热处理后食用。白糖可以摊开放于盘中在蒸锅里蒸一下，一般加热到70℃，只需3分钟螨虫就会死亡。家庭购买白糖量不宜过多，尤其夏季气温高，更不宜久存。

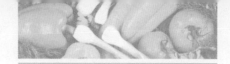

图说食物热量与运动健康

绵白糖	10g
能量	39.6kcal
蛋白质	0g
脂肪	0g
碳水化合物	9.9g
钠	0mg
膳食纤维	0g
能量相当于米饭	0.2碗

消耗以上能量所需运动时间

中速步行	13分钟
千步当量数	1

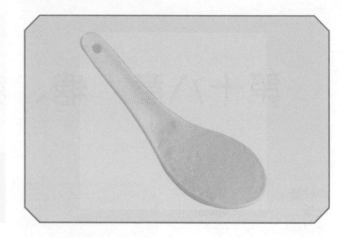

白砂糖与绵白糖

　　白砂糖以甘蔗为原料加工而成，蔗糖含量一般为99%，颗粒均匀整齐，糖质坚硬，松散干燥，无杂质，较易贮存。绵白糖以甜菜为原料加工而成，蔗糖含量一般在95%以上，结晶颗粒细小，含水分较多，外观质地绵软、潮润，入口即化，适于直接洒、蘸食物和点心。

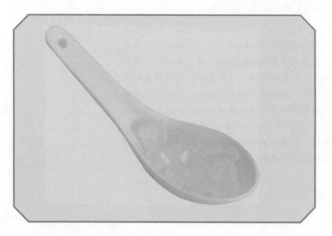

冰糖	10g
能量	39.7kcal
蛋白质	0g
脂肪	0g
碳水化合物	9.9g
钠	0.3mg
膳食纤维	0g
能量相当于米饭	0.3碗

消耗以上能量所需运动时间

中速步行	13分钟
千步当量数	1

棉花糖	12g
能量	38.5kcal
蛋白质	0.6g
脂肪	0g
碳水化合物	9g
钠	11.4mg
膳食纤维	0g
能量相当于米饭	0.3碗

消耗以上能量所需
运动时间

中速步行	12分钟
千步当量数	1

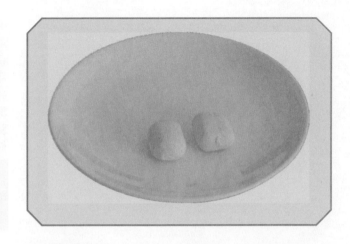

奶糖	15g
能量	61.1kcal
蛋白质	0.4g
脂肪	1g
碳水化合物	12.7g
钠	33.4mg
膳食纤维	0g
能量相当于米饭	0.5碗

消耗以上能量所需
运动时间

中速步行	19分钟
千步当量数	2

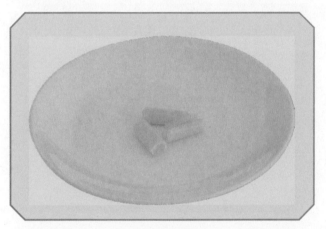

泡泡糖	14g
能量	34.3kcal
蛋白质	0g
脂肪	0g
碳水化合物	8.5g
钠	2mg
膳食纤维	0g
能量相当于米饭	0.3碗

消耗以上能量所需
运动时间

中速步行	11分钟
千步当量数	1

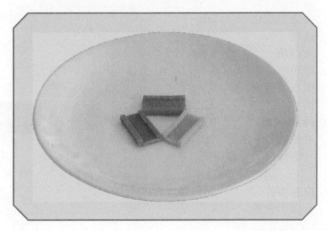

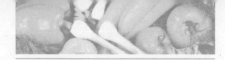

图说食物热量与运动健康

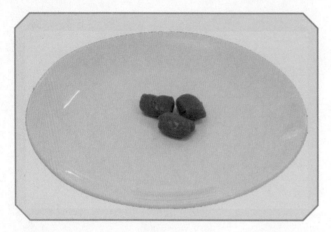

太妃糖	18g
能量	81.4kcal
蛋白质	0.7g
脂肪	3g
碳水化合物	13.1g
钠	0mg
膳食纤维	0g
能量相当于米饭	0.7碗

消耗以上能量所需运动时间

中速步行	26分钟
千步当量数	3

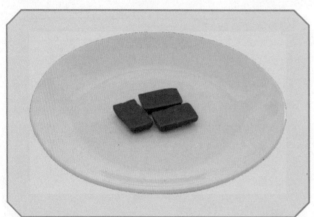

巧克力	18g
能量	105.5kcal
蛋白质	0.8g
脂肪	7.2g
碳水化合物	9.6g
钠	20.1mg
膳食纤维	0.3g
能量相当于米饭	0.9碗

消耗以上能量所需运动时间

中速步行	33分钟
千步当量数	3

巧克力威化	20g
能量	114.4kcal
蛋白质	1.6g
脂肪	7.7g
碳水化合物	9.9g
钠	22.2mg
膳食纤维	0.2g
能量相当于米饭	1碗

消耗以上能量所需运动时间

中速步行	36分钟
千步当量数	4

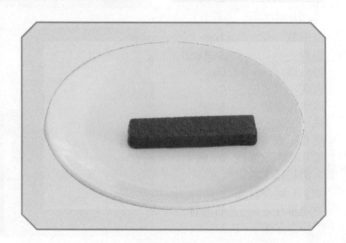

山楂果丹皮　　　15g
能量　　　　　　48.2kcal
蛋白质　　　　　0.2g
脂肪　　　　　　0.1g
碳水化合物　　　12g
钠　　　　　　　17.3mg
膳食纤维　　　　0.4g
能量相当于米饭　0.4碗
　消耗以上能量所需
　　运动时间
中速步行　　　　15分钟
千步当量数　　　2

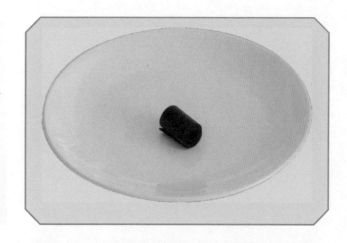

乌梅　　　　　　50g
能量　　　　　　37.2kcal
蛋白质　　　　　1.2g
脂肪　　　　　　0.4g
碳水化合物　　　13g
钠　　　　　　　3.3mg
膳食纤维　　　　5.8g
能量相当于米饭　0.3碗
　消耗以上能量所需
　　运动时间
中速步行　　　　12分钟
千步当量数　　　1

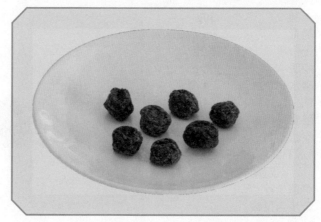

苹果脯　　　　　20g
能量　　　　　　67.4kcal
蛋白质　　　　　0.1g
脂肪　　　　　　0
碳水化合物　　　17g
钠　　　　　　　2.6mg
膳食纤维　　　　0.3g
能量相当于米饭　0.6碗
　消耗以上能量所需
　　运动时间
中速步行　　　　21分钟
千步当量数　　　2

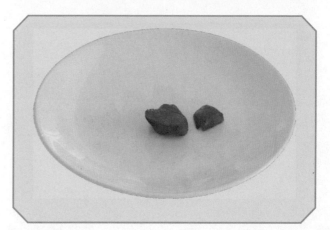

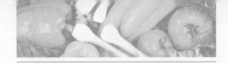

图说食物热量与运动健康

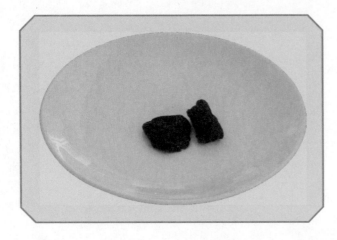

桃脯	20g
能量	62kcal
蛋白质	0.3g
脂肪	0.1g
碳水化合物	15.5g
钠	48.6mg
膳食纤维	0.5g
能量相当于米饭	0.5碗

消耗以上能量所需
运动时间

中速步行	20分钟
千步当量数	2

杏脯	30g
能量	98.7kcal
蛋白质	0.2g
脂肪	0.2g
碳水化合物	24.6g
钠	64mg
膳食纤维	0.5g
能量相当于米饭	0.9碗

消耗以上能量所需
运动时间

中速步行	31分钟
千步当量数	3

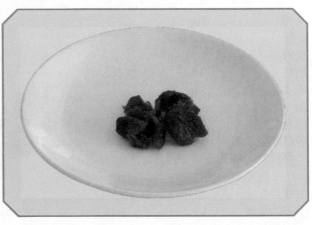

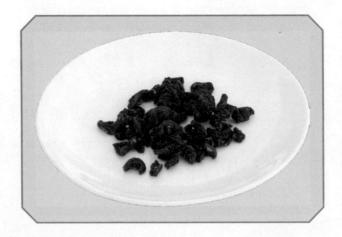

九制梅肉	50g
能量	128.5kcal
蛋白质	1.7g
脂肪	1.6g
碳水化合物	35.4g
钠	479mg
膳食纤维	8.6g
能量相当于米饭	1.1碗

消耗以上能量所需
运动时间

中速步行	41分钟
千步当量数	4

地瓜干　　　　　50g
能量　　　　　　169kcal
蛋白质　　　　　1.2g
脂肪　　　　　　0.1g
碳水化合物　　　42g
钠　　　　　　　643.7mg
膳食纤维　　　　0g
能量相当于米饭　1.5碗
　消耗以上能量所需
　　　运动时间
中速步行　　　　54分钟
千步当量数　　　5

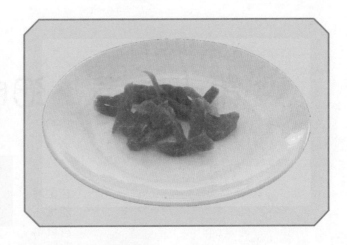

蜂蜜　　　　　　17g
能量　　　　　　54.6kcal
蛋白质　　　　　0.1g
脂肪　　　　　　0.3g
碳水化合物　　　12.9g
钠　　　　　　　0.1mg
膳食纤维　　　　0g
能量相当于米饭　0.5碗
　消耗以上能量所需
　　　运动时间
中速步行　　　　17分钟
千步当量数　　　2

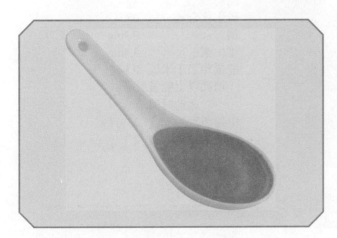

话梅——少吃为妙

仔细看看话梅的配料表可以发现，话梅中含有许多高效甜味剂、柠檬酸、食盐和香味剂，其香甜诱人的味道其实是人工调制出来的。在甜味剂家族中，甜菊糖苷和甘草糖来自天然植物；阿斯巴甜来自氨基酸；甜蜜素、糖精钠和安赛蜜则是完全人工合成的。它们的营养价值都非常低。100克九制梅肉含958毫克钠，相当于2.43克盐，而世界卫生组织建议每人每日食盐摄入量不应超过6克，由此可见，盐津、九制方法加工过的话梅不宜多吃。

第十九章　油脂类

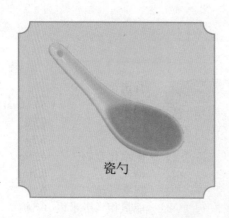

瓷勺

花生油	8g
能量	71.9kcal
蛋白质	0g
脂肪	8g
碳水化合物	0g
钠	0.3mg
维生素E	3.4mg
能量相当于米饭	0.6碗

消耗以上能量所需
运动时间

中速步行	23分钟
千步当量数	2

花生油	25g
能量	224.8kcal
蛋白质	0g
脂肪	25g
碳水化合物	0g
钠	0.9mg
维生素E	10.5mg
能量相当于米饭	1.9碗

消耗以上能量所需
运动时间

中速步行	71分钟
千步当量数	7

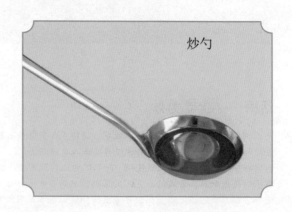

炒勺

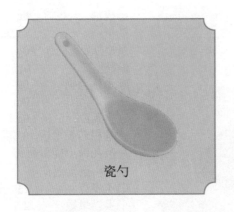

瓷勺

大豆色拉油　　8g
能量　　　　　71.9kcal
蛋白质　　　　0g
脂肪　　　　　8g
碳水化合物　　0g
钠　　　　　　0.7mg
维生素E　　　8.2mg
能量相当于米饭　0.6碗
　消耗以上能量所需
　　运动时间
中速步行　　　23分钟
千步当量数　　2

大豆色拉油　　25g
能量　　　　　225kcal
蛋白质　　　　0g
脂肪　　　　　25g
碳水化合物　　0g
钠　　　　　　2.3mg
维生素E　　　25.7mg
能量相当于米饭　1.9碗
　消耗以上能量所需
　　运动时间
中速步行　　　71分钟
千步当量数　　7

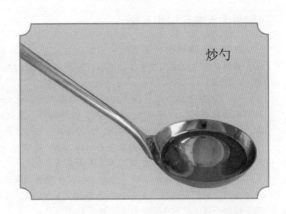

炒勺

反式脂肪酸与健康

　　反式脂肪酸（TFA）是为了防止油脂变质和增加食品口感及美味，而在植物油进行氢化改性过程中产生的一种不饱和脂肪酸。近十年来，国外对TFA进行了广泛而深入的研究，发现它能对人产生不利的影响，如：引起人体胆固醇升高，增加心血管疾病的风险和对胎儿生长发育有抑制作用等。TFA潜伏在植物性奶油、马铃薯片、沙拉酱、饼干以及薯条等大众食品中，而儿童喜爱的食品如炸薯条、炸鸡块等快餐食品以及沙拉酱中，更是普遍存在。

　　为避免TFA对机体造成不利影响，最好的方法就是：

　　（1）尽量减少油炸食物的摄取，如炸薯条、炸鸡块等快餐食品；

　　（2）注意每日总脂肪的热量摄取不要超过一日饮食热量的30%；

　　（3）人造黄油、起酥油中含有的TFA量较高，应尽量少吃；

　　（4）对于标示有"氢化"油脂的食品应减少摄取。

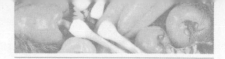

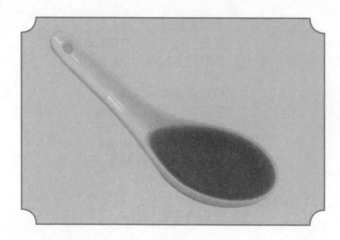

橄榄油	8g
能量	71.9kcal
蛋白质	0g
脂肪	8g
碳水化合物	0g
钠	0mg
维生素E	0g
能量相当于米饭	0.6碗

消耗以上能量所需
运动时间

中速步行	23分钟
千步当量数	2

巧操作控制油摄入量

　　人们都知道日常饮食要控制油质的摄入量，每人每天不超过25克油脂的摄入。那么，如果发现油脂摄入过量了，怎么办？下面是人们在日常生活中总结出来的控制油摄入量的小窍门。

　　（1）改变烹调方式，减少油炸，可以多用烤箱烤制食品。如炸鸡翅改为先用调料腌制再入烤箱烤制，口感味道依然鲜美，但油脂摄入量减少了。我们还可以做烤培根，烤肉，烤鱼等。也可以多用蒸的方式，如蒸白薯、蒸南瓜等也是相当的美味。

　　（2）炒菜烹调后，倒出多余的油脂。有一些蔬菜不是很吸油，可以在炒菜后静置2分钟，将油控出，再将菜盛盘上桌，享受美味。

　　（3）巧去炖汤中的油脂。排骨、鸡、牛肉等炖汤很美味，但是表面会漂浮着一层油很难去除，我们可以将煲好的汤入冰箱冷藏4个小时，油脂结成白色或淡黄色的固体，用筷子轻轻一揭，就可去除油脂享受鲜美的汤汁了。

　　（4）凉拌菜在临吃前再加香油。夏天，天气很热人们喜欢吃凉拌菜，一定要在临吃前再加香油，这样既有香油的香气可以提味，又不会因香油添加久了被菜吸收，用量可以比较少，做到美味与营养兼顾。

为什么要少吃油炸食品

　　油炸食品酥脆可口，深受人们的喜爱，但随着营养研究的深入，发现多吃油炸食品存在一定危害性。

　　危害1：油脂吃得过多，能量摄入增加，容易导致人体发胖，造成人们患高血压、高血脂等慢性疾病几率的增加。

　　危害2：煎炸淀粉类食物（如西餐的薯条、薯片，中餐的油饼油条）会产生一种叫丙烯酰胺化合物，这种化合物会有致癌作用。

　　危害3：食物经高温油炸后，所含有的一些对人体有益的营养物质将被破坏，造成人体营养摄入的损失。

　　因此，关注身体健康宜减少油炸食品的摄入。

第十九章　油脂类

芝麻油	8g
能量	71.8kcal
蛋白质	0g
脂肪	8g
碳水化合物	0g
钠	0mg
维生素E	5.6mg
能量相当于米饭	0.6碗

消耗以上能量所需 运动时间	
中速步行	23分钟
千步当量数	2

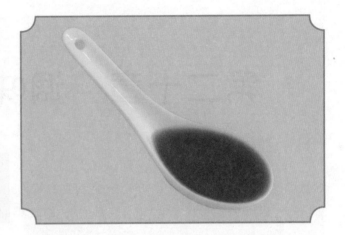

每日油脂摄入量是多少

　　根据2002年营养调查结果显示，居民油脂摄入人均35克，超过平衡膳食宝塔的推荐摄入量（25克）。当然，油脂摄入状况因人而异各有不同，有的人摄入油脂超标，有的人合适，有的人不足。可以根据以下公式计算您的每日油脂食用量：

　　每人每日油脂食用量=家中食用油一桶的总量÷（此桶油一共吃了多少天×每日在家中就餐的人数）

　　例如：一家三口每日均在家中进餐，一个半月（45天）吃完了一桶5千克的油，这家人每人每日油脂食用量是多少呢？

　　5000÷（45天×3人）=37克/天·人

　　这家人每人每日油脂食用量是37克，油脂摄入量超过平衡膳食宝塔的推荐摄入低于25克的要求。

　　油脂选择量是最重要的一个环节，油脂食用过量是存在风险的。

 ## 油脂摄入过量的危险

　　（1）油脂摄入过量将增加肥胖、糖尿病、高血脂、心血管疾病和恶性肿瘤发生的危险性。

　　（2）油脂中含饱和脂肪酸比例过高，有升高人体血脂的风险。

　　（3）油脂中多不饱和脂肪酸比例过高，有增加氧化损伤的风险。

第二十章　调味品类

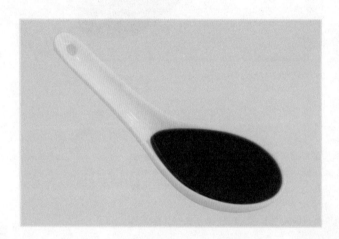

黄豆酱油	10g
能量	3.8kcal
蛋白质	0.5g
脂肪	0g
碳水化合物	0.4g
钠	570mg
膳食纤维	0g
能量相当于米饭	0碗
消耗以上能量所需运动时间	
中速步行	1分钟
千步当量数	0

酿造酱油与配制酱油

　　酿造酱油是指以大豆、小麦为原料，经过微生物天然发酵制成的具有特殊色、香、味的液体调味品。完全使用酿造工艺生产的酱油，不得添加酸水解植物蛋白调味液。配制酱油则是以酿造酱油为主体，添加酸水解植物蛋白调味液、食品添加剂等配制而成的酱油。酿造酱油是经微生物发酵制成的，食用安全，酱香浓厚。而配制酱油一般来说鲜味较好，但酱香、酯香不及酿造酱油。配制酱油符合国家标准的产品不会对人体造成危害，可以安全食用，但建议大家购买酿造酱油。

老抽	11g
能量	14.2kcal
蛋白质	0.9g
脂肪	0g
碳水化合物	2.6g
钠	760.1mg
膳食纤维	0g
能量相当于米饭	0.1碗
消耗以上能量所需运动时间	
中速步行	5分钟
千步当量数	0

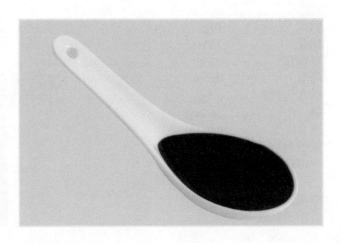

生抽	12g
能量	2.4kcal
蛋白质	0.6g
脂肪	0g
碳水化合物	0g
钠	766.2mg
膳食纤维	－
能量相当于米饭	0碗
消耗以上能量所需运动时间	
中速步行	1分钟
千步当量数	0

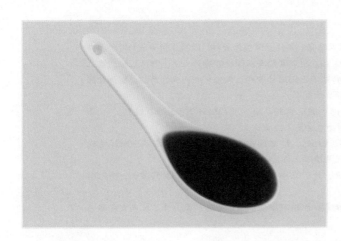

生抽与老抽

　　生抽——以优质大豆和面粉为原料，以米曲霉制曲，经发酵成熟后提取而成。色泽淡雅，颜色较浅，味道鲜美，酯香、酱香浓郁，适合用于佐餐凉拌。

　　老抽——其工艺类似生抽，但发酵温度较高，色泽浓郁，颜色较深，酱味浓郁，一般用于给菜肴上色，适合用于红烧肉、烧卤食品及烹调深色菜肴。

　　生抽、老抽均为酿造酱油，最大的区别是老抽由于添加了焦糖色而颜色浓重，黏稠度较大；而生抽酱油盐度较低，颜色也较浅。如果做粤菜、凉拌菜或者需要保持菜肴原味时可以选用生抽酱油；如果想做口味重的菜或需要上色的菜肴，最好选用老抽酱油。

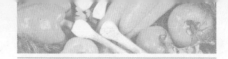

醋	10g
能量	3.1kcal
蛋白质	0.2g
脂肪	0g
碳水化合物	0.5g
钠	26.2mg
膳食纤维	0g
能量相当于米饭	0碗

消耗以上能量所需运动时间

中速步行	1分钟
千步当量数	0

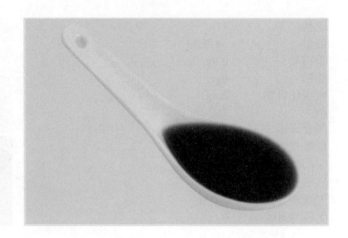

酿造食醋与配制食醋

（1）原料工艺不同：酿造食醋以粮食、果实、酒类为原料，经微生物酿造制成的，是具有特殊色、香、味的酸性液体调味品。配制食醋是以酿造食醋为主体，与冰乙酸、食品添加剂等混合配制而成，它是以发酵法工艺制成的食用乙酸经兑制而成的产品。配制食醋中酿造食醋的比例（以乙酸计）不得少于50%。

（2）标准要求的总酸含量不同：酿造食醋总酸（以乙酸计）不小于3.50克／100毫升；配制食醋总酸（以乙酸计）不小于2.50克／100毫升。

（3）色泽不同：酿造食醋呈现琥珀色、红棕色或淡黄色；配制食醋呈现淡琥珀色或淡红棕色，配制醋精及配制白醋为无色透明液体。

（4）感官不同：酿造食醋澄清，无沉淀物，摇动时不生花；配制食醋澄清，有时有沉淀物，摇动时生花。

（5）滋味不同：酿造食醋酸味柔和而稍带甜味，回味绵长，无异味；配制食醋酸味柔和，无异味。

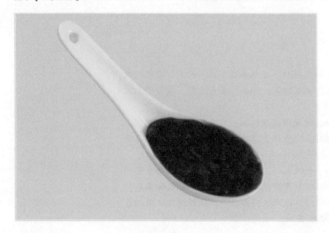

黄酱	13g
能量	17kcal
蛋白质	1.6g
脂肪	0.2g
碳水化合物	2.8g
钠	468.8mg
膳食纤维	0.4g
能量相当于米饭	0.1碗

消耗以上能量所需运动时间

中速步行	5分钟
千步当量数	1

芝麻酱　　　　　12g
能量　　　　　　74.2kcal
蛋白质　　　　　2.3g
脂肪　　　　　　6.3g
碳水化合物　　　2.7g
钠　　　　　　　4.6mg
膳食纤维　　　　0.7g
能量相当于米饭　0.6碗
　消耗以上能量所需
　　运动时间
中速步行　　　　24分钟
千步当量数　　　2

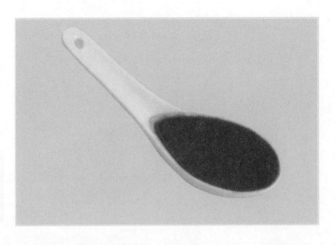

牛肉酱　　　　　12g
能量　　　　　　58.6kcal
蛋白质　　　　　0.7g
脂肪　　　　　　5.2g
碳水化合物　　　2.7g
钠　　　　　　　151.3mg
膳食纤维　　　　0g
能量相当于米饭　0.5碗
　消耗以上能量所需
　　运动时间
中速步行　　　　19分钟
千步当量数　　　2

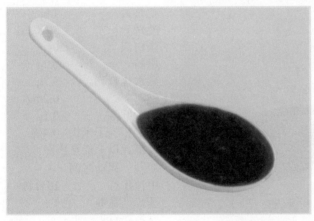

沙拉酱　　　　　10g
能量　　　　　　72.4kcal
蛋白质　　　　　0.3g
脂肪　　　　　　7.9g
碳水化合物　　　0.1g
钠　　　　　　　73.4mg
膳食纤维　　　　0g
能量相当于米饭　0.6碗
　消耗以上能量所需
　　运动时间
中速步行　　　　23分钟
千步当量数　　　2

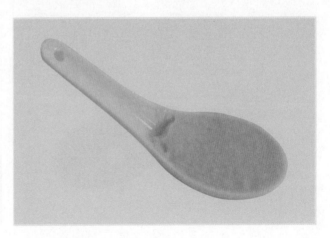

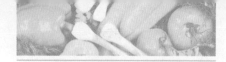
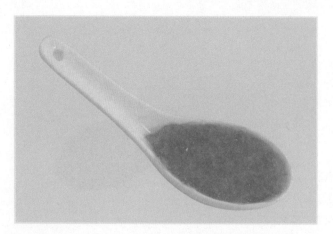

苹果酱	15.5g
能量	42.9kcal
蛋白质	0.1g
脂肪	0g
碳水化合物	10.7g
钠	1.7mg
膳食纤维	0g
能量相当于米饭	0.4碗

消耗以上能量所需
运动时间

中速步行	14分钟
千步当量数	1

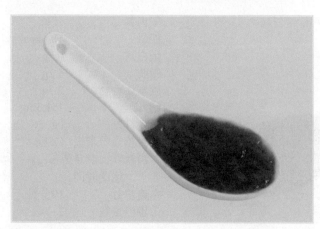

草莓酱	14g
能量	39.8kcal
蛋白质	0g
脂肪	0.2g
碳水化合物	9.7g
钠	0.2mg
膳食纤维	0.1g
能量相当于米饭	0.3碗

消耗以上能量所需
运动时间

中速步行	13分钟
千步当量数	1

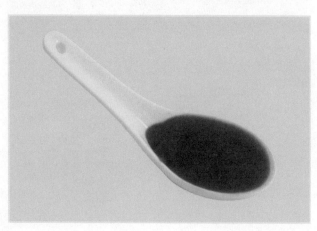

番茄沙司	12.7g
能量	14.2kcal
蛋白质	0.1g
脂肪	0g
碳水化合物	3.6g
钠	132.9mg
膳食纤维	0.2g
能量相当于米饭	0.1碗

消耗以上能量所需
运动时间

中速步行	5分钟
千步当量数	0

腐乳	15.8g
能量	25kcal
蛋白质	2.1g
脂肪	1.8g
碳水化合物	0.1g
钠	319.2mg
膳食纤维	0g
能量相当于米饭	0.2碗

消耗以上能量所需
运动时间

中速步行	8分钟
千步当量数	1

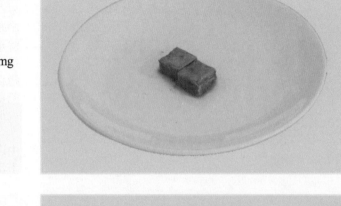

腌芥菜头	20g
能量	7.8kcal
蛋白质	0.6g
脂肪	0g
碳水化合物	1.9g
钠	1450.1mg
膳食纤维	0.5g
能量相当于米饭	0.1碗

消耗以上能量所需
运动时间

中速步行	2分钟
千步当量数	0

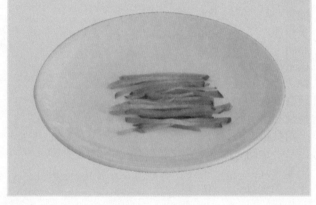

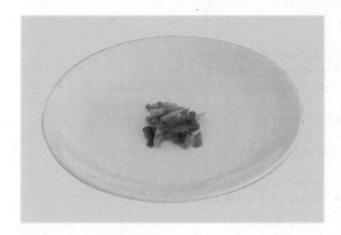

榨菜	10g
能量	3.4kcal
蛋白质	0.2g
脂肪	0.2g
碳水化合物	0.5g
钠	167.8mg
膳食纤维	0g
能量相当于米饭	0碗

消耗以上能量所需
运动时间

中速步行	1分钟
千步当量数	0

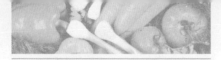

图说食物热量与运动健康

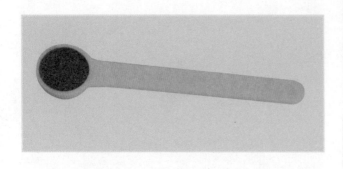

五香粉	0.5g
能量	1.7kcal
蛋白质	0g
脂肪	0g
碳水化合物	0.4g
钠	0.1mg
膳食纤维	0g
能量相当于米饭	0碗
消耗以上能量所需运动时间	
中速步行	1分钟
千步当量数	0

精盐	2g
能量	0kcal
蛋白质	0g
脂肪	0g
碳水化合物	0g
钠	786.2mg
膳食纤维	0g
能量相当于米饭	0碗
消耗以上能量所需运动时间	
中速步行	0分钟
千步当量数	0

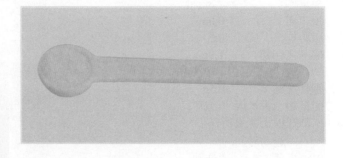

少吃盐的小窍门

（1）从小培养建立少盐的饮食习惯。婴幼儿时期，婴儿的味觉不敏感，9个月以内婴儿喂养最好不添加盐和味精，不会影响婴儿健康。

（2）在用咸菜、咸鱼、咸肉等食物制作菜肴前，先将食物在清水中浸泡、清洗去除一部分盐。

（3）家庭烹调时使用盐勺控制用盐量，尽量少放盐，要避免就餐时再次注食物中加盐。

（4）减少去餐馆就餐的次数，如果在餐馆就餐，请在点餐时提出少放盐的请求。

（5）在烹调时，加入少许醋，改善口味减少用盐量。

（6）制作甜口菜肴（如糖醋排骨）时，甜味容易掩盖咸味，要用盐勺控制用盐量。

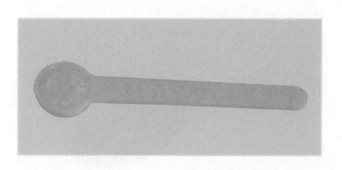

味精	1.3g
能量	3.5kcal
蛋白质	0.5g
脂肪	0g
碳水化合物	0.3g
钠	106.1mg
膳食纤维	0g
能量相当于米饭	0.1碗

消耗以上能量所需运动时间	
中速步行	1分钟
千步当量数	0

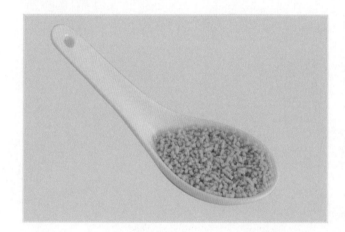

鸡精	5g
能量	9.8kcal
蛋白质	0.5g
脂肪	0.1g
碳水化合物	1.6g
钠	943.2mg
膳食纤维	0g
能量相当于米饭	0.1碗

消耗以上能量所需运动时间	
中速步行	3分钟
千步当量数	0

味精与鸡精

　　有些消费者认为味精是化学合成物质，无营养；鸡精是以鸡肉为主要原料做成的，有营养。这种看法是错误的。鸡精其实就是味精（谷氨酸钠）、盐、糖、鸡肉或鸡骨粉、香辛料、核苷酸、鸡味香精、淀粉等物质复合而成的。鸡精中逼真的鸡肉味道，主要来自于鸡肉、鸡骨粉，它们是从新鲜的鸡肉和鸡骨中提炼出来的。

　　由于鸡精中同样含有一定量的谷氨酸钠，因此它与味精的安全性是差不多的，同样应注意不要长时间高温加热。

　　由于鸡精本身含有约百分之十几的盐分，所以做菜和汤时如果使用鸡精，用盐量要减少。鸡精里还含有核苷酸，核苷酸的代谢产物中有尿酸，所以痛风患者应该少吃。

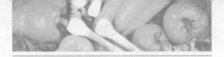
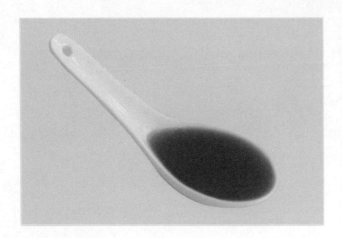

料酒	9g
能量	0.1kcal
蛋白质	0g
脂肪	–
碳水化合物	0g
钠	24.3mg
膳食纤维	0g
能量相当于米饭	0碗
消耗以上能量所需运动时间	
中速步行	0分钟
千步当量数	0

参考文献

［1］中国营养学会编著．中国居民膳食指南．西藏：西藏人民出版社，2008．

［2］沙怡梅编著，家庭食品安全和营养手册，北京：石油出版社，2009．

［3］翟凤英主编．我的平衡膳食．北京：北京大学医学出版社，2008．

［4］杨月欣主编，中国食物成分表2002，2004，北京：北京大学医学出版社，2002，2005．

［5］中华人民共和国卫生部疾病预防控制局，中国成人身体活动指南（试行），北京：人民
卫生出版社，2011．

［6］翟凤英，张兵，于冬梅主编，零食图谱，北京：北京大学医学出版社，2009．

［7］葛可佑主编．中国营养科学全书．北京：人民卫生出版社，2004．